高等卫生职业教育创新实验(训)教材

口腔内科学实训指导

主　编　郝　瑞

副主编　陈婉璐　石　珍

编　委　(以姓氏笔画排序)

石　珍　郑州市口腔医院

巩　莉　郑州澍青医学高等专科学校

孙　平　郑州澍青医学高等专科学校

何喜婷　郑州澍青医学高等专科学校

辛惠莹　郑州澍青医学高等专科学校

陈　昊　郑州澍青医学高等专科学校

陈婉璐　郑州澍青医学高等专科学校

郝　瑞　郑州市口腔医院

曹艳艳　郑州澍青医学高等专科学校

康婉露　郑州澍青医学高等专科学校

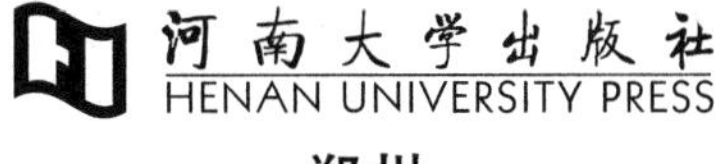

·郑州·

图书在版编目(CIP)数据

口腔内科学实训指导/郝瑞主编.--郑州 ：河南大学出版社,2022.9

ISBN 978-7-5649-5338-6

Ⅰ.①口… Ⅱ.①郝… Ⅲ.①口腔内科学 Ⅳ.①R781

中国版本图书馆 CIP 数据核字(2022)第 178177 号

策划编辑 阮林要
责任编辑 林方丽
责任校对 张雪彩
封面设计 史林英

出版发行 河南大学出版社
地址:郑州市郑东新区商务外环中华大厦 2401 号　　邮编:450046
电话:0371-86059750(高等教育与职业教育分公司)
0371-86059701(营销部)
网址:hupress. henu. edu. cn

排　版	郑州宁昌印务有限公司		
印　刷	河南育翼鑫印务有限公司		
版　次	2022 年 9 月第 1 版	**印　次**	2022 年 9 月第 1 次印刷
开　本	787 mm×1092 mm　1 / 16	**印　张**	12
字　数	256 千字	**定　价**	59.00 元

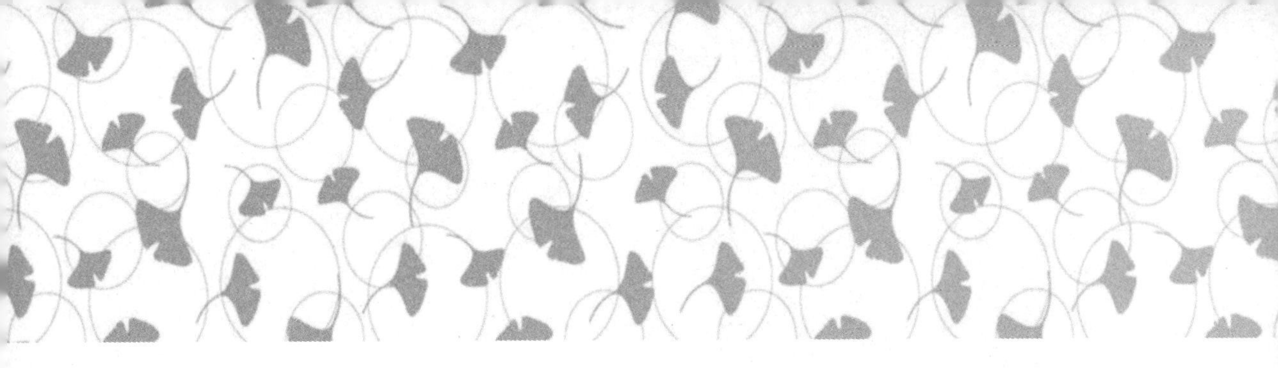

编审委员会名单

前　言

“口腔内科学”在高职高专口腔医学专业教学中是一门十分重要的专业必修课。目前理论教学方面的教材已经更新很多版,但是相关实训的教材却很少,也没有相关的实训报告手册,不利于实训课的教学开展。现有的教材理论性强,临床操作实训教学内容少,图片视频较少。随着医考改革的进一步推进,口腔助理医师资格考试的考试大纲、试卷结构及试题题型将全面革新,预计一年比一年加大难度。本教材可提高直接感知教学方法对本课程在临床教学中的作用,使内容与临床实际问题紧密结合,起到培养学生临床实践素质的基本作用。本书针对医学学生的特点编写,可提高学生的职业素养和实际操作能力,同时为准备报考口腔执业(助理)医师资格考试的广大考生未雨绸缪,使学生毕业后能独立、正确处理与专业相关的临床常见实际问题。编写内容紧密围绕口腔执业(助理)医师考试大纲,紧贴口腔内科学的理论基础。

根据国家素质教育的要求和教学改革与教学实践的需要,结合教改实践和教师自身的教学经验与体会,本套教材将突破原有课程的界限,将各部分内容优化组合,构建符合时代要求的课程体系新框架,特别是首次将口腔执业(助理)医师考试技能考试规范操作融入实训课内容作精心的编写,使实训项目跃然纸上,并将考试要求与操作规范形成数字内容加入本教材中,有利于学生课前预习及课后复习。为配合考生复习应试,每个章节都配有习题,希望通过这些习题帮助考生了解考试重点与难点，达到巩固和加深对口腔内科学基础内容的理解，为口腔助理考生提供应试帮助。

参与本书编写的编委均为有多年实训课教学经验的老师及学科带头人。在编写过程中各位参编老师尽心尽力，在繁忙的医疗、教学和科研工作之余，尽可能高质量、高效率地完成本书的编写工作，在此对他们的辛勤工作以及严谨认真的工作态度表示衷心感谢和敬佩！希望本书能为高职高专的口腔医学专业学生提供帮助，为教学发展添砖加瓦，书中如有不妥和错误之处，恳请读者批评指正，以便及时修订。

郝　瑞

2022 年 5 月

目　录

第一章
口腔内科学实训基础项目

实训一　口腔内科常用器械及使用方法

一、实训目标

1.掌握　口腔内科检查、治疗时常用器械的名称、用途以及使用方法。

2.熟悉　口腔内科检查、治疗时常用器械的保养。

二、实训用品

一次性消毒口腔检查器械(图 1-1-1)、手持器械(挖匙、水门汀调刀与调板)、水门汀充填器、银汞合金调和器、银汞合金雕刻器、银汞合金输送器、银汞合金充填器、银汞合金磨光器、成形片及成形片夹、树脂类调刀、各类牙标本、根管治疗器械(光滑髓针、倒钩髓针、根管扩大针、根管锉、根管充填器)等。

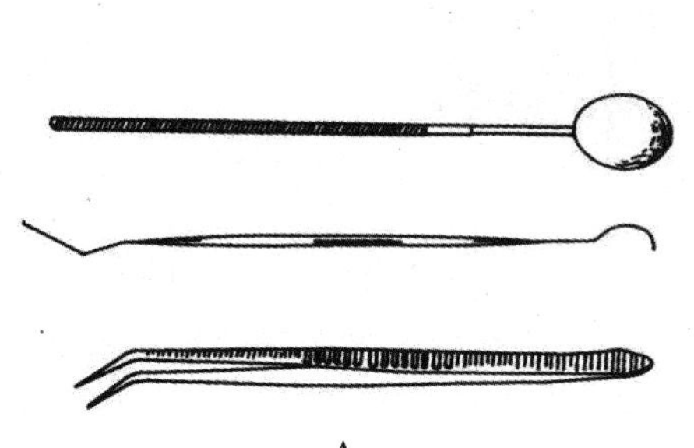

A

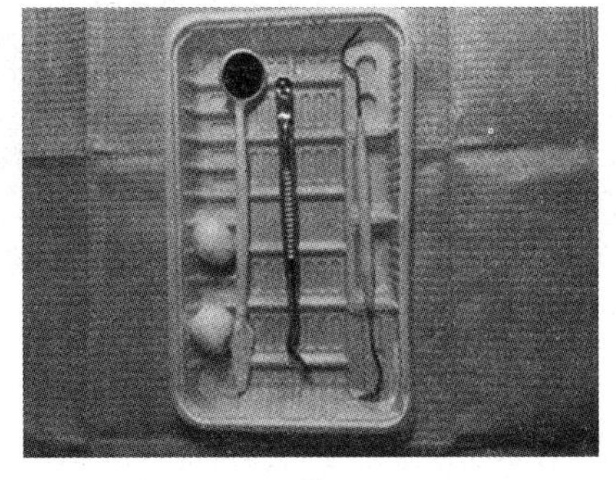

B

图 1-1-1　A 和 B 口腔检查基本器械

三、模拟场景

教师准备好实训室内所有口腔内科检查、治疗时能用到的器械，学生分小组，老师讲解示教后，学生各自小组讨论认识器械。

四、学习方法

1.老师将常用器械的名称、结构、用途及保养方式一一做详细的讲解并示教使用方法。

2.学生分小组认识器械并练习使用。

五、操作步骤及评分

【操作步骤】

（一）口腔检查常用器械

口腔一般检查常用器械有口镜、探针、镊子。

1.口镜

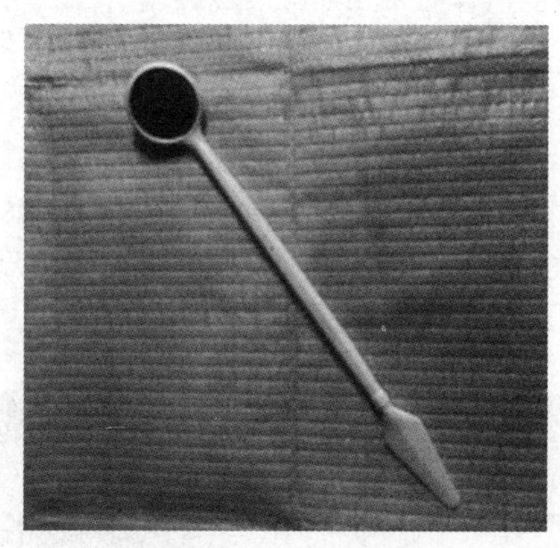

图 1-1-2　口镜

（1）结构：口镜由柄及口镜头组成（图 1-1-2）。口镜头可有平面和凹面两种。

（2）用途：反射并聚光于被检查部位，以增加照明；平面镜能真实反映检查者视线不能直接到达的被检查部位的影像，凹面镜能放大影像；牵引或压唇、颊、舌等软组织，扩大视野，保护软组织；金属口镜柄末端还可以作叩诊用。

（3）保养：保持镜面的整洁与光亮，避免磨损镜面；口镜头不能用高温和（或）高压的方法消毒，以免损坏镜背面的水银涂膜；不要任意改变口镜头与柄相交的角度。镜面有划痕污浊应及时更换口镜头。

2.探针

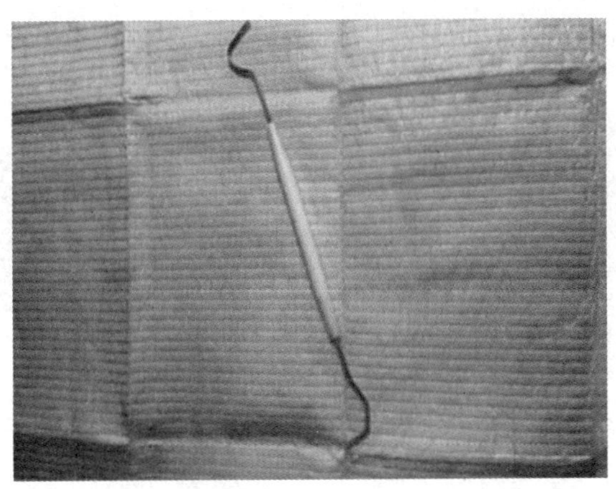

图 1-1-3　探针

(1)结构:探针由手柄与两个工作端组成,一端为大弯,另一端为双弯。两工作端细而尖锐(图 1-1-3)。

(2)用途:探针可用于探查牙体缺损的范围、深浅度及硬度;探查牙体组织的感觉;发现敏感点及穿髓孔;检查皮肤及黏膜的感觉;探试窦道的方向、根分歧病变及悬突等。

(3)保养:保持其特定的弯曲度及尖端的锐利,切忌加热烧灼,以免探针尖变钝;探诊时,避免用力过度而损坏锐尖;禁止任意改变各工作端的角度。

3.镊子

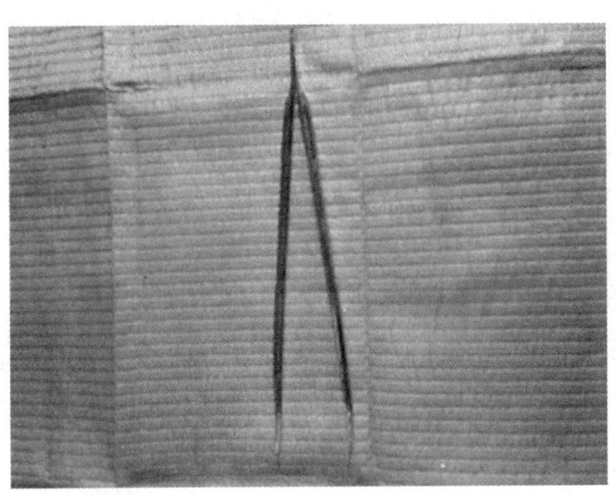

图 1-1-4　镊子

(1)结构:由柄和两个双弯头镊瓣构成。双弯头镊子的特定角度是为了适应口腔和牙齿位置而设计的,镊子的喙端细长尖锐,闭合紧密(图 1-1-4)。

(2)用途:镊子可用于夹持牙冠以测定牙齿的松动度;用于进行治疗操作,夹去腐败组织和异物,夹取敷料或药物等治疗用品。

(3)保养:应保持两镊子的尖锐及密合,喙尖不能烧灼;不要用力掰开镊瓣,以免损坏镊子的弹性。

(二)牙体修复治疗常用器械

1.挖匙

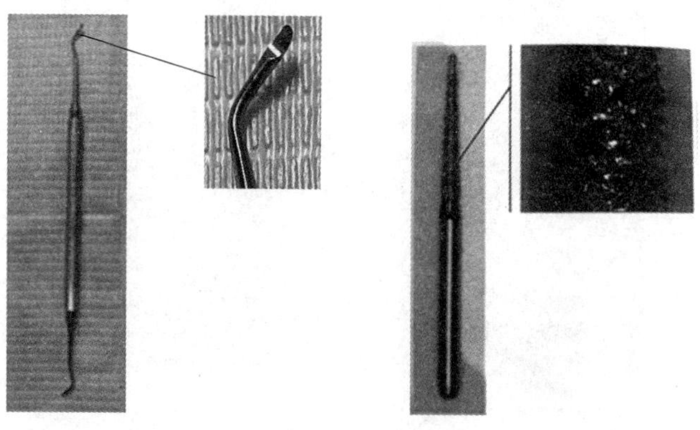

图 1-1-5　挖匙

(1)结构:由柄和两个工作端组成。工作端为匙形,周边刃缘锐利,有大、中、小型号(图 1-1-5)。

(2)用途:刮除腐质、炎症组织及暂时性充填物;切断牙髓。

(3)保养:注意保持匙缘的锐利和匙内的清洁。边缘变钝时,可用油石打磨外缘,小石尖由匙内向外缘打磨。

2.银汞充填器　工作端为圆柱状,端面为光滑面或条纹网格,用于充填银汞合金(图 1-1-6)。工作端有大、中、小型号之分。

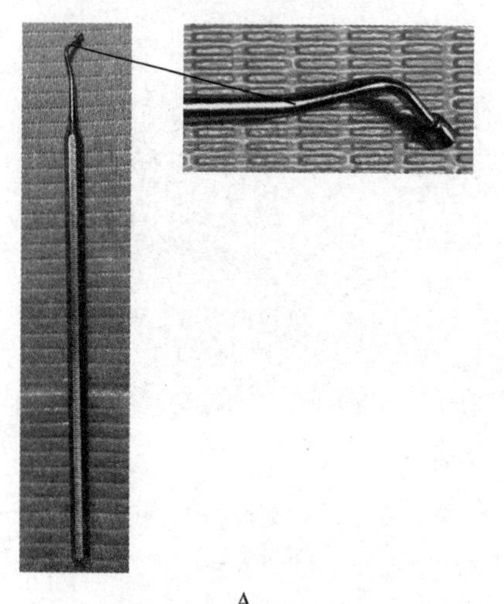

A　　B

图 1-1-6　银汞充填器

3.水门汀充填器　水门汀充填器也叫黏合剂充填器,有两工作端,一端为扁平状钝刀型充填器,用于采取糊剂状充填材料(图 1-1-7),并可用于后牙邻面洞的充填。另一端为光滑面充填器,用于充填糊膏状材料。

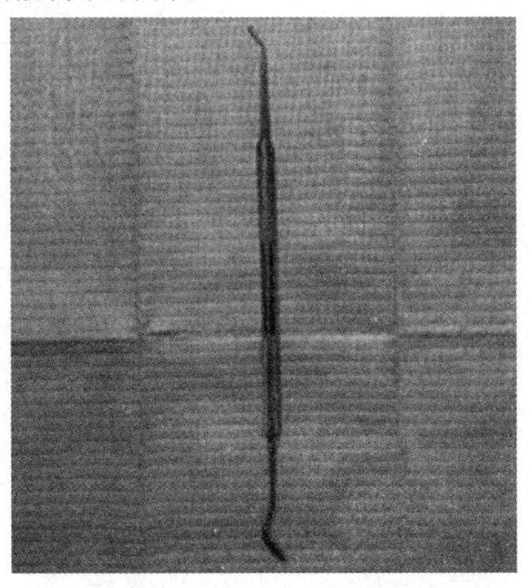

图 1-1-7　水门汀充填器

4.银汞雕刻器　银汞雕刻器工作端呈卵圆形或菱形的圆盘状(图 1-1-8),用于雕刻银汞充填体外形。注意保持雕刻器工作端的角度和光滑的边缘。

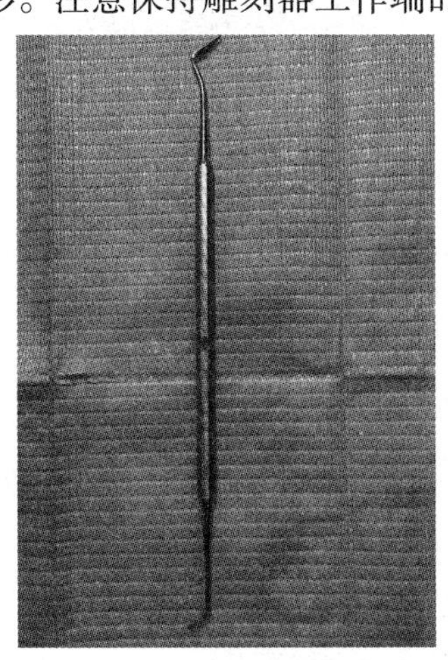

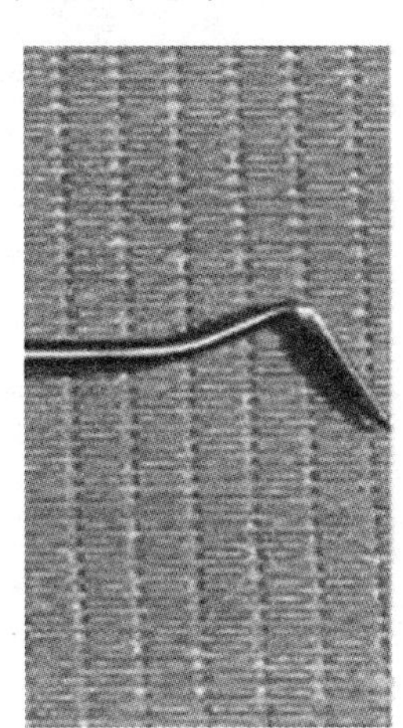

图 1-1-8　银汞雕刻器

5.银汞光滑器　也叫银汞磨光器,工作端为多种形态,常为圆形或梨形,表面光滑。用于充填后的银汞合金充填体的修整,光滑表面,使充填体边缘与洞壁密合。

6.银汞输送器　由推压手柄、一定角度弯曲的输送套筒和弹簧栓头组成。将调制好的银汞合金分份放在输送套筒口内,通过推压手柄压缩弹簧栓头,将银汞合金推出,输送到牙齿所需充填的窝洞中。

7.成形片及成形片夹　成形片为不锈钢的弹性薄片，其中间突出部分为贴紧龈壁深入龈袋的部分，两侧各有 2~3 个固定小孔（图 1-1-9）。成型片有大、小两型，分别用于磨牙和前磨牙。成形片夹由不锈钢的手柄螺丝和两个固定臂组成。臂的末端细小，正好插入成形片上的固定小孔中，以固定成型片。固定小孔的位置和手柄螺丝的松紧用于调节成形片圈的大小。成形片与成形片夹主要用于复面洞充填时，保持充填体与洞壁密合，有利于充填体的成形，恢复与邻牙接触。8 号成形片夹，适用于近中-𬌗面-远中的三面洞充填。

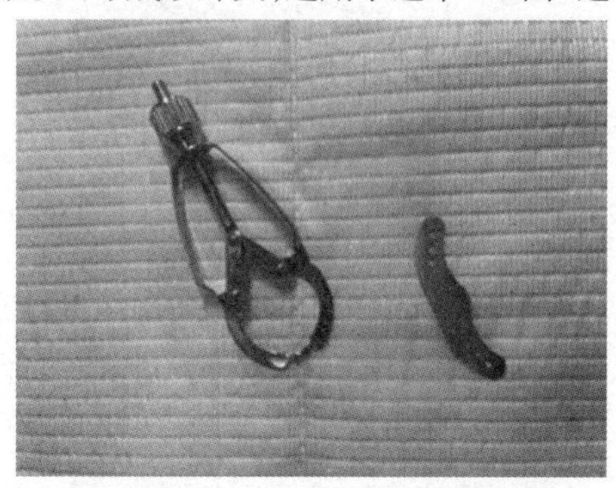

图 1-1-9　成形片及成形片夹

8.楔子　有木制和塑料制品两种，呈三棱柱形或锥柱形，与后牙邻间隙形态相适应。配合成形片使用，使成形片与牙面贴合，有助于充填材料在龈阶处的密合和成形，防止产生悬突和间隙。

9.银汞调拌器　用于调制银汞合金。

10.调和刀与调和板　调和刀（图 1-1-10）有不锈钢制品和塑料制品两种，塑料调和刀用于调配牙色材料。调和板有玻璃板和一次性纸板两种，用于调配各种材料。注意保持调和刀和调和板的清洁和及时消毒。

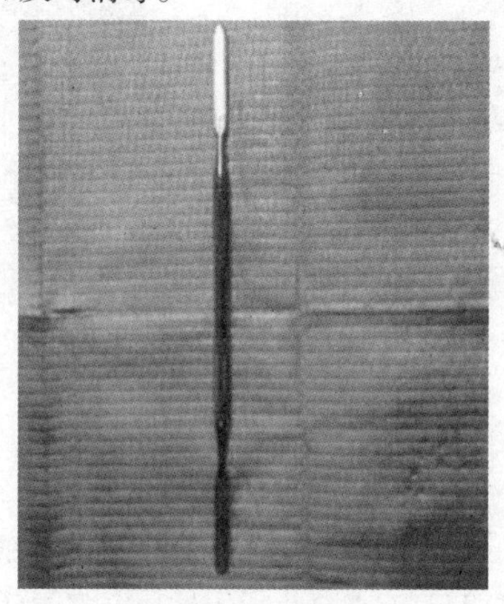

图 1-1-10　调和刀

11.钻针　一般由头、颈、柄三部分组成(图 1-1-11)。头部为各种不同类型的工作端,与颈部和柄相连。柄为钻针装在手机上的部位,其作用是接受转动力,使钻针转动。与手机机头相接的方式随不同类型的钻针而不同,弯机头为栓式相接,气涡轮机头摩擦夹持相接。钻针为旋转切割或调磨用的器械,必须安装在机头上使用,用时应保持其刃的锐利和刃槽的清洁,刃槽内的污物可用钢丝刷清除,刃缘变钝后不宜再用,消毒钻针用的消毒剂要求具防锈性能。钻针柄部直径和长度的国际标准(ISO)见表 1-1-1,钻针的型号见表 1-1-2。

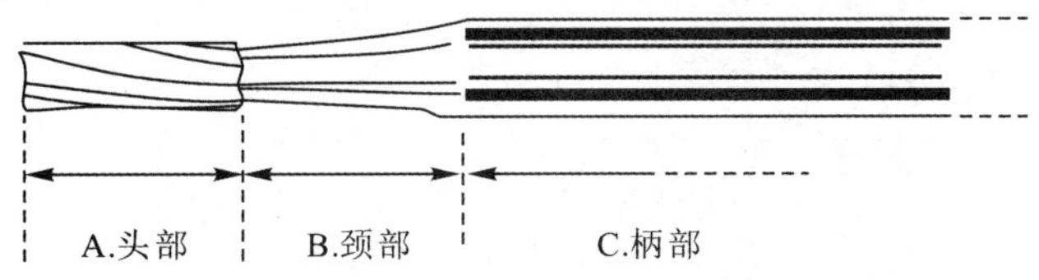

图 1-1-11　钻针的基本结构示意图

表 1-1-1　钻针柄部直径和长度的国际标准(ISO)

柄部名称	直径/mm	长度/mm
直机头用钻柄部	2.35	44
弯机头栓式钻柄部	2.35	16、22、34
摩擦夹持式钻柄部	1.588~1.603	16、19

表 1-1-2　钻针的工作端最大直径和型号

工作端最大直径/mm			0.5	0.6	0.8	0.9	1.0	1.2	1.4	1.6	1.8	2.1	2.3	2.5	3.1
ANSI（美国国家标准学会）/ADA（美国牙医学会）标准	锥形裂钻				168	169	170	171							
	横刃锥形裂钻					699	700	701		702		703			
	圆钻		1/4	1/2	1		2	3	4	5	6	7	8	9	11
	倒锥钻			$33_{1/2}$	34		35	36	37		39	40			
	银汞抛光钻	圆形					7002	7003	7004		7006		7008		7010
		针形				7901	7902	7903							
		火焰形						7102	7104		7106		7108		
ISO 编号			005	006	008	009	010	012	014	016	018	021	023		

钻针工作端按材料不同分为钢钻针、碳钨钢钻、金刚砂钻针；依其功能不同分为切割钻及磨光钻；按形状和功能的不同分为下列不同类型的钻针。

(1)裂钻：钻针工作端平头圆柱状或尖头锥柱形。裂钻的刃口有互相平行的直刃形、横槽直刃形。有的刃呈锯齿状，以便有效地切割牙体组织。裂钻用于开扩和加深洞形。

(2)圆钻(球钻)：工作端为有多刃缘的球体，切割面呈凹面(图 1-1-12)，用于去除龋坏牙本质，揭髓室顶和加深洞形。

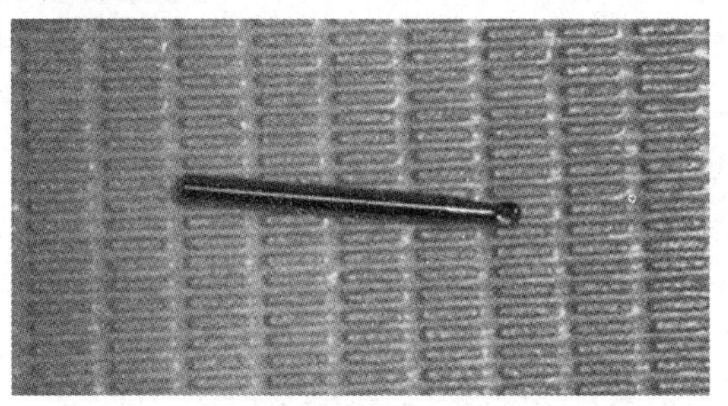

图 1-1-12　球钻

(3)倒锥钻：工作端为倒锥形(图 1-1-13)。钻侧及钻端均有刃缘，用于修整洞底，制备倒凹和扩展洞形。

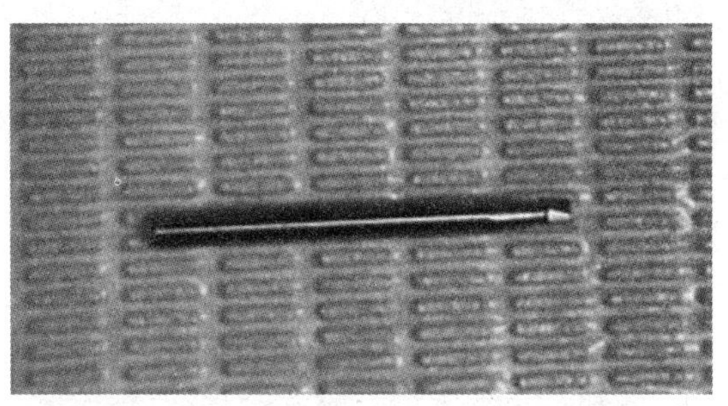

图 1-1-13　倒锥钻

(4)银汞修整钻：刃缘密而细，顺或逆时针方向均可使用。有各种形态及大小，用于修整和磨光金属充填体 。

以上各类型钻均为不锈钢钻，安装在高速手机上使用。

(5)碳钨钢钻：工作端的形态基本同上述各类，但钻针安装在涡轮手机上使用；制钻材料为在碳钢合金中加入了一定比例的镍和钴等金属，使钻针更坚硬而耐高温，但质地较脆；工作端与柄部是焊接连接，故有时发生从连接处折断现象。

(6)金刚砂钻：又称为磨砂钻。该类钻针由三部分组成：金属原材、不同大小颗粒的金刚砂和金属基质(镍、铬)。通过在液态金属基质中用电镀法将金刚砂颗粒固定在金属原材上而制成。金刚砂颗粒有粗、中、细和超微颗粒之分。钻针形态可有上述各种类型。该类钻针对牙齿呈点状磨削，切削效率高，切削面更平；切削时对牙齿的扭力小，有利于存留牙体组织；使用寿命长，可用于切割、牙体预备或磨光。金刚砂钻针工作端电镀的金刚砂颗粒磨损后,钻针丧失切割能力。

(7)抛光钻:工作端光滑无刃,由一些有弹性的物质(如橡胶)制成,表面有研磨料涂层(不同颜色)。有各种大小及形态,如锥形、倒锥形和柱形等的抛光钻。用于牙体修复体的研磨与抛光。

(三)根管治疗器械

1.光滑髓针　又称棉花针。

(1)用途:探测根管口,了解根管是否通畅及弯曲度,确定工作长度,制作棉捻供干燥根管和根管封药用。

(2)结构和使用方法:分工作端和尾部。工作端富有弹性可以弯曲,表面光滑,其横断面为圆形和三角形。标准光滑髓针全长 52 cm,其型号有 000、00、0、1、2、3 号六种规格。其使用方法为:探测根管时,以握笔法握持尾部,以环指作支点进行工作。做棉捻时,左手取少量棉纤维置于食指上,右手握持光滑髓针置于棉纤维上与棉纤维方向一致,在左手拇指帮助下,将光滑髓针按顺时针方向旋转,即制成棉捻。

2.拔髓针　又称倒钩髓针、洗髓针(图 1-1-14)。

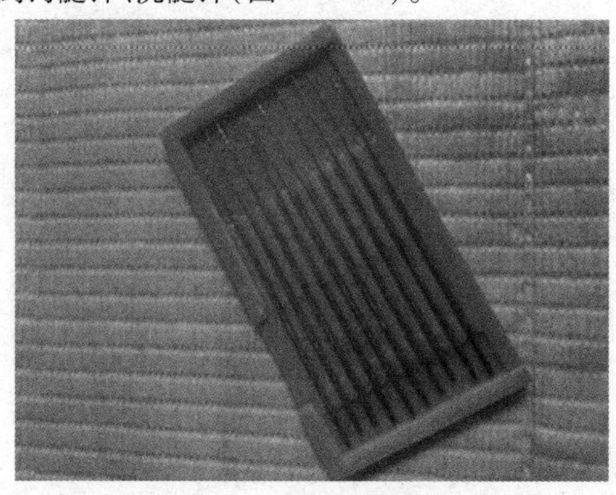

图 1-1-14　拔髓针

(1)用途:利用工作端倒钩拔出根髓、遗留在根管内的棉捻或纸尖及其他异物。

(2)结构与使用方法:其结构也是由工作端和尾部组成,工作端有倒钩长约 7 mm。拔髓针根据尾部长短可有短柄和长柄之分,短柄全长 30 mm,长柄全长 50 mm。根据工作端直径粗细不同分为 000、00、0、1、2、3 六种型号。使用时,应试探性缓慢插入根管内至根尖部,顺时针或逆时针方向转动,不超过 180°,倒退拔除根髓或纸尖或棉捻。

3.根管切削器械　根管切削器械一般由柄部、颈部和刃部组成,用于切削牙体组织,清理和成形根管。常用的切削器械由不锈钢或镍钛合金制成,镍钛合金器械具有较好的柔韧性,预备弯曲根管的效果较好,可降低根管偏移的发生。

(1)手用不锈钢根管扩大针和根管锉见图 1-1-15。

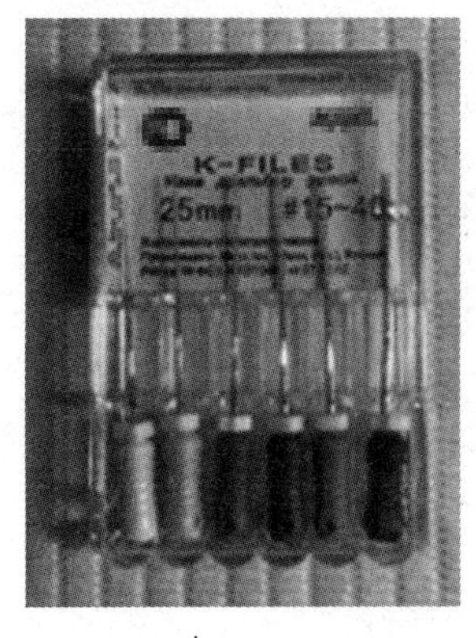

A

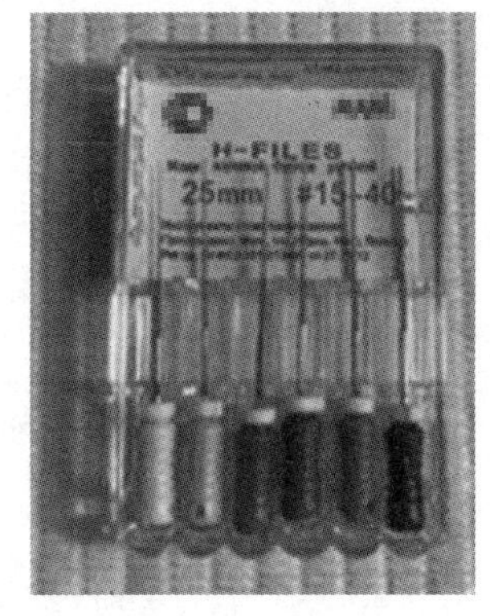

B

图 1-1-15　根管扩大针和根管锉

A.K 锉　B.H 锉

1)用途:供根管治疗时扩大根管、切割根管壁及去除根管内原有的充填物。

2)结构及使用方法:其结构分为刃(工作端)、颈(干)和柄三部分。扩大针工作端为螺旋刀刃,螺纹较疏,螺距较大。根管锉有圆形锉、工作端有密而浅螺纹的细锉、工作端有较稀疏而深呈螺纹状的粗锉,以及工作端无连续刀刃而为倒钩刀刃呈螺旋排列的鼠尾锉等。

使用方法:扩大针按顺时针方向旋转进入根管,转动角度不超过 180 度,切割根管壁,以逆时针方向旋转,把根管充填糊剂送入根管。根管圆锉和粗锉使用时旋转进入根管,拔出时向根管壁加压,产生切割作用。鼠尾锉使用时缓缓插入根管,不旋转,用压拉力直线拔出,切割根管壁。其规格型号常用 1~6 号,标准型号 15~40 号。

(2)机用不锈钢器械:目前临床常用的有 G 钻、长颈球钻和 P 钻等。

1)G 钻(图 1-1-16):有细而长的杆部,其尖端有一火焰状头部。刃部短,顶端有安全钝头。G 钻编码为 1~6 号,刃部直径对应为 0.5~1.5 mm,主要用于根管口的敞开及根管直线部分的预备。G 钻最易折断的部分设计在杆部,故一旦折断易于取出。

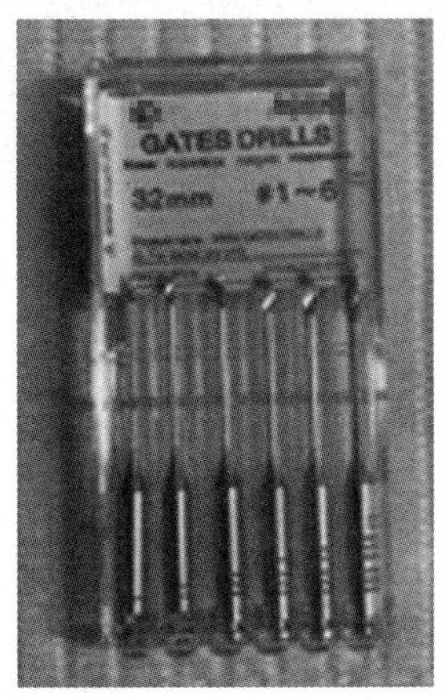

图 1-1-16　G 钻

2)P 钻(图 1-1-17):有锐利的刃部,尖端亦有安全头,但较硬,易导致根管侧穿,无经验者慎用。P 钻主要用于取出根管充填材料和桩腔预备。

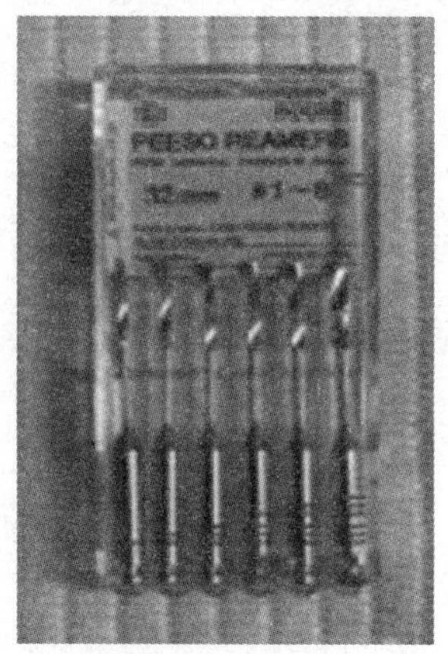

图 1-1-17　P 钻

(3)镍钛合金器械:与传统的手用不锈钢器械相比,机用镍钛器械的主要优点是:

1)可明显提高根管预备的效率和减少术者的疲劳;

2)具有超弹性和极佳的柔韧性,使其在弯曲根管预备中可减少偏移和台阶的形成;

3)预备后的根管更为洁净;

4)更易预备出有利于根管冲洗和充填的形态。

机用镍钛器械(图 1-1-18)通常需要与有恒定转速并能控制扭力的马达配合使用,以防止器械折断。

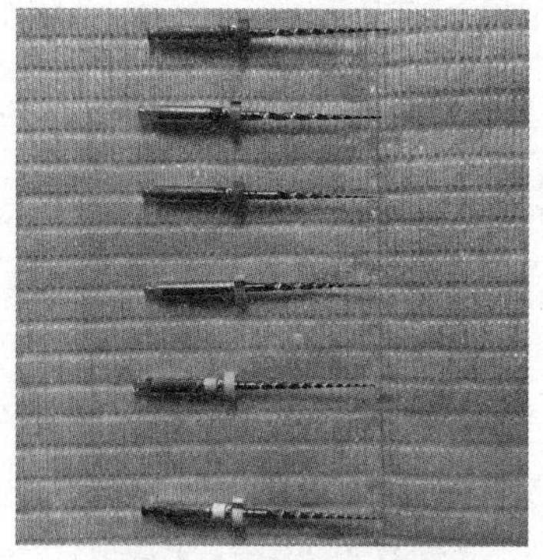

图 1-1-18　机用镍钛器械

4.根管充填器

(1)用途:干燥根管后,送根充糊剂于根管内,推送牙胶尖,还可做根管内侧方加压。

(2)结构与使用方法:工作端有直弯两型,直的用于前牙,弯的用于后牙,其型号由细至粗分为 1、2、3 号。使用时选择比根管略细者蘸上糊剂插入根管。

5.螺旋充填器　将根充糊剂送入填满根管。其结构工作端为逆时针的螺旋钢丝,可手用或机用(图 1-1-19)。使用时(机用),将螺旋针装于弯机上蘸上糊剂低速顺转插入根管,逐渐增加转速,同时做2~3次抽送的活塞运动再抽出。注意必须使螺旋针不停地转动。

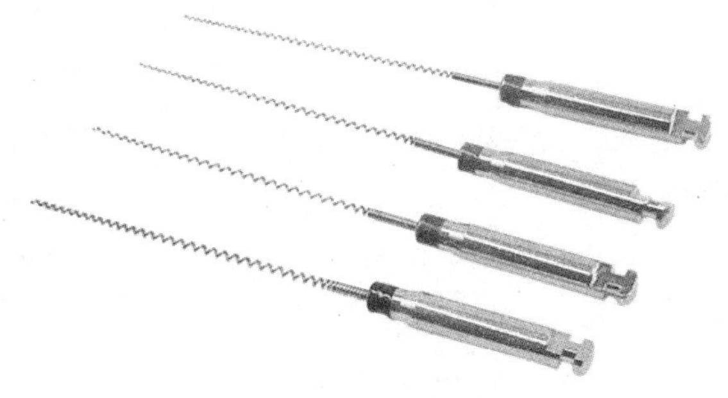

图 1-1-19　螺旋充填器

6.根管侧方加压器　其结构由工作端、杆和柄三部分组成,工作端光滑(图 1-1-20)。

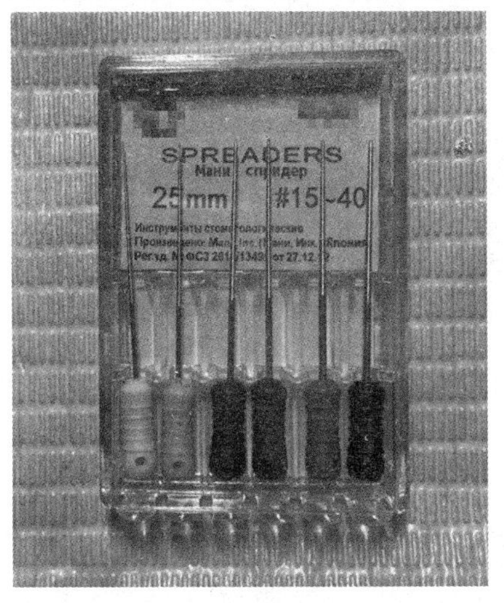

图 1-1-20　根管侧方加压器

【实训报告与评分】

1.辨认牙体牙髓病治疗常用器械。
2.评定学生写出的牙体牙髓病治疗常用器械主要用途与保养要点。

【评分标准】

考核项目及评分标准见表 1-1-3。

表 1-1-3　考核项目及评分标准

序号	考核内容	考核要点	分值	评分标准	得分
1	口镜的用途	在口腔检查中的作用	5	错误扣除此分	
2	探针的用途	怎样探查牙病	5	错误扣除此分	
3	镊子的用途	怎样夹持	5	错误扣除此分	
4	口腔内科常用器械	手持器械分类	10	错误扣除此分	
		钻针分类	10	错误扣除此分	
		其他器械有哪些	10	错误扣除此分	
5	常用器械的使用	使用方法	35	错误扣除此分	
6	器械的握持方法	具体操作	20	错误扣除此分	
合计			100	得分合计	

注:本项目分值为 100 分,操作时间为 30 min。

六、注意事项

1.探针的用途很广,要求详细。
2.注意不同钻针的不同用途。

七、要点提示

口腔内科检查、治疗时常用器械的名称、用途以及使用方法。

八、知识问答

简答出不同钻针的用途。

（陈婉璐）

实训二　认识龋损和窝洞结构

一、实训目标

1.掌握　窝洞的定义、G. V. Black 的窝洞分类方法、窝洞的命名以及结构。
2.熟悉　龋损的临床特点以及好发牙位和所在牙面。
3.了解　窝洞分类之间的区别。

二、实训用品

各类龋齿标本牙、窝洞挂图、探针、幻灯片、红蓝铅笔、直尺、纸、放大数倍的窝洞牙模型。

三、模拟场景

教师通过幻灯片、标本牙和模型牙等教学工具向学生讲解龋损和窝洞的结构等授课内容。

四、学习方法

1.在标本牙上学习龋损的特点和窝洞的部位及结构。

2.在放大的模型牙上学习和讨论窝洞的分类、结构、名称及备洞的基本原则。

3.按照窝洞的分类在图纸上自行描绘出不同牙位的窝洞分布，并标注出窝洞的结构。

五、操作步骤及评分

【操作步骤】

（一）窝洞的定义、结构、命名及符号

1.窝洞的定义　牙齿去净龋洞里的龋坏组织，采用牙体外科手术的方法按照一定的要求预备成洞形。窝洞有一定的形状和深度能够容纳和支撑充填材料，确保充填体不折裂、不脱落，达到恢复牙体外形结构和生理功能的目的。

2.窝洞的结构　窝洞由洞壁、洞角和洞缘组成（图 1-2-1）。

（1）洞壁：窝洞内的各壁称为洞壁，分为侧壁和髓壁。与牙面垂直的洞壁称为侧壁；位于洞底和髓室顶，覆盖牙髓的洞壁称为髓壁。根据各洞壁所在的部位不同，命名也不同。如位于颊侧的洞壁称为颊壁；位于舌侧的洞壁称为舌壁；与牙体长轴平行的洞壁称为轴壁；与牙体长轴垂直，位于龈方的洞壁称为龈壁，还有近中壁、远中壁、𬌗壁等。

（2）洞角：洞壁相交构成的角称为洞角。两个洞壁相交构成线角，三个洞壁相交构成点角。线角和点角是以构成它的各壁联合命名的，如由轴壁和髓壁构成的线角称为轴髓线角；由颊壁、轴壁、龈壁三个洞壁构成的点角称为颊轴龈点角；还有颊轴线角、舌龈轴点角等。

（3）洞缘：洞壁与牙面相交构成窝洞的边缘称为洞缘。洞缘是侧壁与牙面形成的线角，也称为洞缘角或者洞面角。

（4）抗力形：充填体和预留的牙体组织在承受咬合力时不发生折裂的形状称为抗力形。窝洞的抗力形结构主要包括：洞深、盒状洞形、阶梯结构、窝洞形状、去除和避免形成无基釉、对薄壁弱尖进行处理等。

（5）固位形：是防止充填体在侧向或垂直方向力量作用下移位、脱落的形状。窝洞的固位形需要具有三维的固位作用来保持充填体的稳固。窝洞的固位形结构主要包括：侧壁固位、倒凹固位、鸠尾固位和梯形固位。

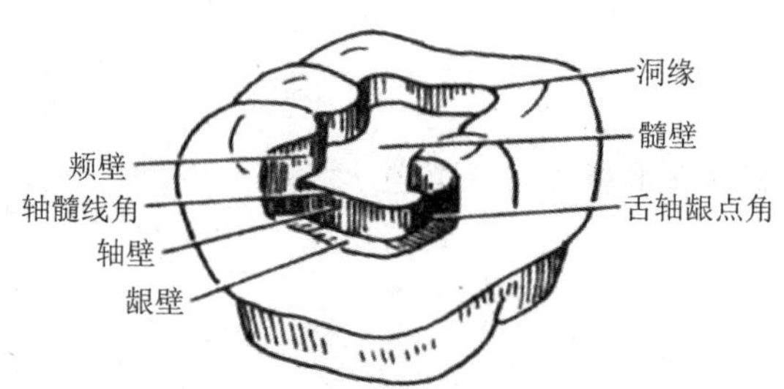

图 1-2-1　窝洞的结构和命名

3.窝洞的命名及符号

（1）窝洞的命名：根据窝洞所在的牙面命名，如位于颊面的窝洞称为颊面洞、舌面的窝洞称为舌面洞、近中面的窝洞称为近中面洞、远中面的窝洞称为远中面洞、近中面和邻面的双面窝洞称为近中邻洞等。此外还可以根据窝洞所在的牙面数命名，分为单面洞、双面洞和复杂洞。涉及 1 个牙面的窝洞称为单面洞，包括 2 个牙面的窝洞称为双面洞，2 个牙面以上的窝洞称为复杂洞。

（2）窝洞的符号：临床上为了记录，窝洞的符号以牙面的英文名称第一个大写字母或前两个字母表示，分别为：切缘 I（incisal）、𬌗面 O（occlusal）、唇面 La（labial）、舌面 L（lingual）、颊面 B（buccal）、腭面 P（palatal）、近中面 M（mesial）、远中面 D（distal）等。近中邻𬌗面洞可表示为 MO，颊𬌗面洞可表示为 BO，根据窝洞所在的牙面位置还可有 LO、MOD、BOD 等表示，以此类推。

（二）窝洞的分类

目前国际上通常采用 G. V. Black 的窝洞分类方法。

1. Ⅰ类洞　所有牙齿点隙裂沟所制备成的窝洞称为Ⅰ类洞。如上磨牙的𬌗面洞和颊𬌗面洞、下磨牙的颊面洞和舌𬌗面洞等（图 1-2-2）。

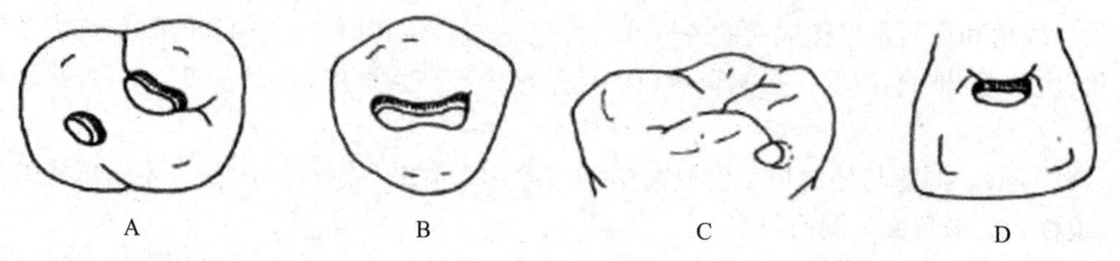

图 1-2-2　Ⅰ类洞

2. Ⅱ类洞　后牙邻面所制备的窝洞称为Ⅱ类洞，如前磨牙和磨牙的邻面洞、邻𬌗面洞、邻颊面洞等（图 1-2-3）。

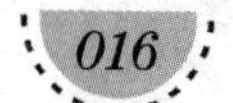

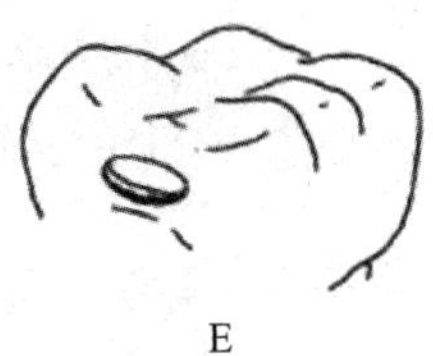

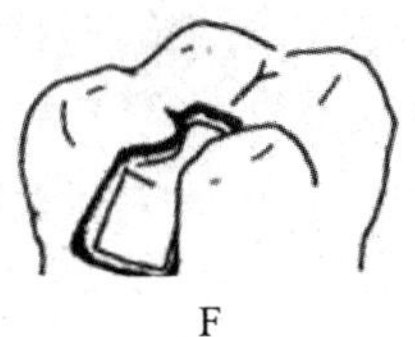

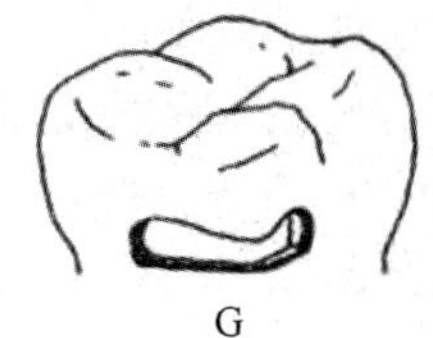

图 1-2-3　Ⅱ类洞

3. Ⅲ类洞　前牙邻面未损伤切角所制备的窝洞称为Ⅲ类洞，如切牙和尖牙的邻面洞、中切牙的邻（舌）腭面洞、邻唇面洞等（图 1-2-4）。

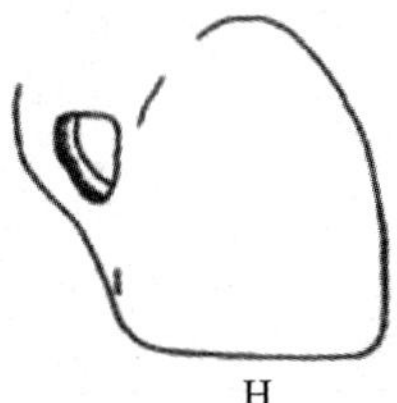

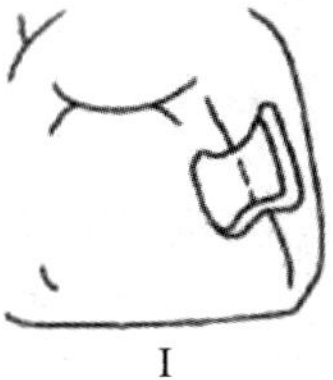

图 1-2-4　Ⅲ类洞

4. Ⅳ类洞　前牙邻面损伤切角所制备的窝洞称为Ⅳ类洞，如切牙和尖牙的邻切洞（图 1-2-5）。

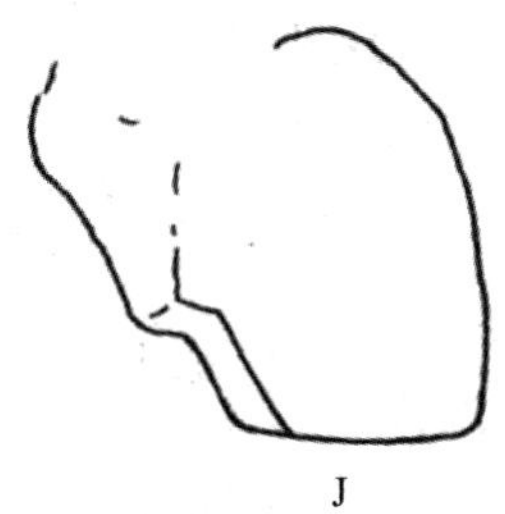

图 1-2-5　Ⅳ类洞

5. Ⅴ类洞　所有牙齿唇（颊）舌（腭）面颈部 1/3 处所制备的窝洞称为Ⅴ类洞（图 1-2-6）。

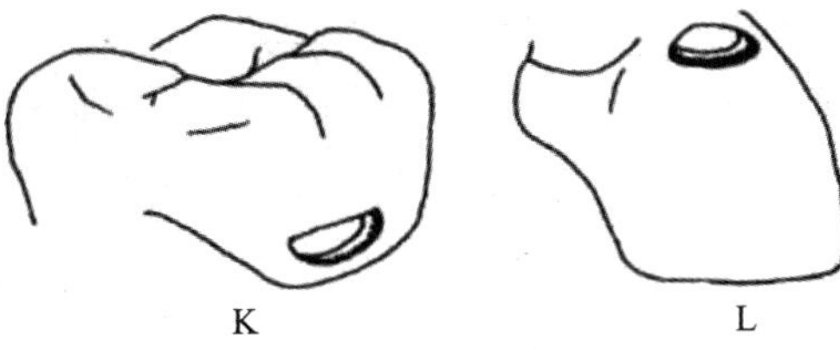

图 1-2-6　Ⅴ类洞

（三）学习讨论窝洞标本和模型

（1）通过视诊观察标本牙面有无龋洞的形成以及龋洞所在的部位，牙齿颜色是否有棕褐色或白垩色的改变。

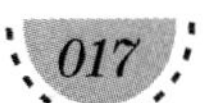

(2)采用探针大弯端探测龋洞部位的深度和大小,是否有卡顿感、粗糙感,质地是否变软等;三弯端探测是否有邻面龋以及邻面龋的形状和质地,区别浅龋、中龋和深龋。

(3)互相讨论龋病的好发部位及不同类型龋病的表现和窝洞的结构及命名,掌握G. V. Black分类的方法,并说出窝洞标本和模型的类别。

(4)自行画出以 G. V. Black 分类为基础的窝洞图形,并标注出各类洞及各洞壁、线、点角的名称。

【实训报告与评分】

1.评定学生对窝洞结构和命名的认识程度。

2.评定学生对窝洞 G. V. Black 分类的掌握情况。

【评分标准】

考核项目及评分标准见表 1-2-1。

表 1-2-1 考核项目及评分标准

序号	考核内容	考核要点	分值	评分标准	得分
1	窝洞的分类	Ⅰ类洞形态	10	错误扣除此分	
		Ⅱ类洞形态	10	错误扣除此分	
		Ⅲ类洞形态	10	错误扣除此分	
		Ⅳ类洞形态	10	错误扣除此分	
		Ⅴ类洞形态	10	错误扣除此分	
2	窝洞的结构及命名	窝洞的结构	5	错误扣除此分	
		窝洞的命名	5	错误扣除此分	
3	窝洞的符号	切缘的代表符号	5	错误扣除此分	
		𬌗面的代表符号	5	错误扣除此分	
		唇面的代表符号	5	错误扣除此分	
		舌面的代表符号	5	错误扣除此分	
		颊面的代表符号	5	错误扣除此分	
		腭面的代表符号	5	错误扣除此分	
		近中面的代表符号	5	错误扣除此分	
		远中面的代表符号	5	错误扣除此分	
合计			100	得分合计	

六、知识问答

1.根据 G. V. Black 的窝洞分类方法,下列哪一项是正确的 ( )

A. Ⅰ类洞都是单面洞

B. Ⅱ类洞是邻面龋损所制备的洞形

C. Ⅴ类洞是后牙窝沟点隙龋坏所制备的洞形

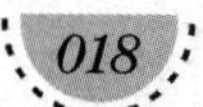

D.Ⅲ类洞是前牙邻面未损伤切角的龋坏所制备的洞形

2.根据梯形固位的要求可用于　（　　）

A.邻秴面洞　　B.邻（唇）颊面洞　　C.邻舌（腭）面洞　　D.以上各种均包括

3.简述 G. V. Black 的窝洞分类方法以及窝洞的结构。

（巩莉）

实训三　仿头模Ⅰ类洞的制备

一、实训目标

1.掌握　仿头模上树脂标准牙Ⅰ类洞的制备原则及方法。

2.熟悉　口腔医师和患者的体位、支点操作和间断磨牙。

3.了解　冷光灯、口镜、三用枪和高速手机在牙体预备时的使用方法和注意事项。

二、实训用品

仿真头模、全口牙模型、树脂离体牙（上颌磨牙和下颌磨牙各一颗）、Ⅰ类洞窝洞模型、冷光灯、口镜、探针、镊子、红铅笔、涡轮机、各类钻针、三用枪等。

三、模拟场景

教师通过幻灯片、播放教学视频、示教以及指导等向学生讲授仿头模上树脂标准牙Ⅰ类洞的制备原则及方法。

四、学习方法

1.认识Ⅰ类洞在不同牙齿及不同牙面对于窝洞的洞形、深度、抗力形和固位形的设计要求。

2.互相学习讨论仿头模上树脂标准牙Ⅰ类洞的制备原则及方法。

3.在仿头模上行上颌磨牙和下颌磨牙练习制备出Ⅰ类洞形（咬秴面洞），教师指导。

4.老师总结实训内容和实训成果。

五、操作步骤及评分

【操作步骤】

（一）体位的调节

制备上颌磨牙时，椅背向后仰，使仿头模上颌与地面成45°角，高度与肘关节平齐，术

者位于仿头模右后方，大腿下缘、双肩与地面平行，取舒服坐位。制备下颌磨牙时，下颌平面与地面尽可能平行。调节灯光应照射在口腔拟检查部位，左手握口镜牵拉嘴角暴露口腔视野，右手握手机，需选择改良持笔式握持方法，选好支点进行操作。

（二）Ⅰ类洞的制备

1.定义　Ⅰ类洞所有牙齿点隙裂沟所制备成的窝洞称为Ⅰ类洞，如上磨牙的𬌗面洞和颊𬌗面洞、下磨牙的颊面洞和舌𬌗面洞等。

2.制备原则及方法

（1）设计洞形：窝洞的边缘部位构成了窝洞的外形。用铅笔沿着上颌磨牙咬合面的窝、发育沟、点隙画出圆缓曲线的设计洞形，以减少应力的集中，有利于材料的充填，注意避让牙尖嵴、三角嵴以及边缘嵴等（图 1-3-1）。

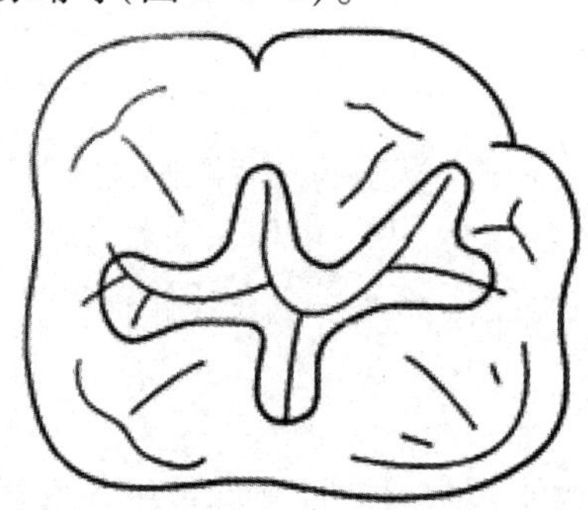

图 1-3-1　Ⅰ类洞

（2）开扩洞口：目的是寻找进入窝洞的通道。选择用合适的裂钻、小球钻或柱形金刚砂钻从中央窝处钻入牙体组织，到达釉牙本质界下 0.2~0.5 mm（洞深约 1.5~2 mm），钻针方向应与牙长轴一致。由于牙釉质与牙本质硬度不同，故钻针进入牙本质内时，术者手指可感觉阻力减小，且磨下的牙本质粉末也明显增多。

（3）扩展洞形：钻入釉牙本质界后，用合适的倒锥钻向近远中向及颊舌向扩展至所设计的外形。扩展时注意只向侧方加压，不向深部加压，以免窝洞的加深。使用低速手机扩展时要一次到达深度，不可层层加深，以免产热过多刺激牙髓组织；使用高速手机扩展时，则应按外形层层加深，使水流能喷射到钻针上。备洞时钻下的牙齿粉末，可随时用气枪吹净，以保持术界的清楚。在牙体预备的过程中需采用点磨法，以向颌面提拉的方式进行牙体的磨除。

（4）修整洞形：窝洞形成后，用平头裂钻修整洞壁，使之直而光滑，且与洞底垂直。洞缘处不应有悬釉。用倒锥钻修平洞底，形成一平面，达到盒形洞形设计要求，侧壁稍向洞口聚合。用 1/4 或 1/2 号小圆钻修整全部线角。洞形制备好之后需清理窝洞，去除窝洞内所有碎屑和腐质。洞底需在牙本质处，如窝洞较浅，需用倒锥钻或小球钻在合适的部位作倒凹处理；如窝洞较深，应注意窝洞的深度，需保护牙髓，避免穿透髓腔。

【实训报告与评分】

1.评定学生仿头模上树脂标准牙Ⅰ类洞的制备原则及方法。

2.评定学生口腔医师和患者的体位、支点操作和间断磨牙。

【评分标准】

评分标准见表1-3-1。

表1-3-1　考核项目及评分标准

序号	考核内容	考核要点	分值	评分标准	得分
1	体位的调节和器械的使用	制备上颌牙时的体位	5	错误扣除此分	
		制备下颌牙时的体位	5	错误扣除此分	
		器械的使用	5	错误扣除此分	
		器械的选择	5	错误扣除此分	
2	认识Ⅰ类洞形态	Ⅰ类洞形态	5	错误扣除此分	
3	Ⅰ类洞洞形设计	要求包括全部窝沟在内	5	错误扣除此分	
		避让牙尖、牙嵴	5	错误扣除此分	
		洞形为圆钝曲线	5	错误扣除此分	
	Ⅰ类洞开扩洞口	达到釉牙本质界下0.2~0.5 mm	5	错误扣除此分	
	Ⅰ类洞扩展洞形	只向侧方加压，不向深部加压	5	错误扣除此分	
		进行预防性扩展	10	错误扣除此分	
		预备牙体采用点磨法	10	错误扣除此分	
	Ⅰ类洞修整洞形	点线角、外形线圆钝	10	错误扣除此分	
		底平、壁直	10	错误扣除此分	
		洞底与𬌗面外形一致	10	错误扣除此分	
合计			100	得分合计	

【注意事项】

1.使钻针与洞底垂直。

2.一次形成洞的深度，避免层层加深。

3.需改良持笔式的握持方法。

4.注意间断点磨牙齿，熟悉手感和支点，支点要稳。

5.洞壁应避免倒凹的形成。

6.牙体预备时尽量保留健康的牙体组织，避免不必要的损伤。

7.减少薄壁弱尖的形成。

8.车针旋转时出入牙齿，停止后出入口腔。
9.洞缘需扩展到健康的牙体组织。

六、知识问答

1. Ⅰ类洞的制备要点是什么？
2.如何正确有效减少牙体磨除时产热？

（巩莉）

实训四　仿头模Ⅱ类洞的制备

一、实训目标

1.掌握　仿头模上树脂标准牙Ⅱ类洞的制备原则及方法。
2.熟悉　口腔医师和患者的体位，支点操作和间断磨牙。
3.了解　冷光灯、口镜、三用枪和高速手机在牙体预备时的使用方法和注意事项。

二、实训用品

仿真头模、全口牙模型、冷光灯、口镜、探针、镊子、红铅笔、高速手机、各类钻针、三用枪等。

三、模拟场景

教师通过幻灯片、播放教学视频、示教以及指导等向学生讲授仿头模上树脂标准牙Ⅱ类洞的制备原则及方法等内容。

四、学习方法

1.认识Ⅱ类洞在不同牙齿及不同牙面对于窝洞的洞形、抗力形和固位形的设计要求。
2.互相学习讨论仿头模上树脂标准牙Ⅱ类洞的制备原则及方法。
3.在仿头模上行上颌磨牙和下颌磨牙练习制备出Ⅱ类洞形（邻𬌗面洞），教师指导。
4.老师总结实训内容和实训成果。

五、操作步骤及评分

【操作步骤】

（一）体位的调节

制备上颌磨牙时，椅背向后仰，使仿头模上颌与地面成45°角，高度与肘关节平齐，术

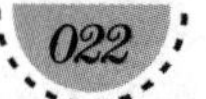

者位于仿头模右后方，大腿下缘、双肩与地面平行，取舒服坐位。制备下颌磨牙时，下颌平面与地面尽可能平行。调节灯光应照射在口腔拟检查部位，左手握口镜牵拉嘴角暴露口腔视野，右手握手机，需选择改良持笔式握持方法，选好支点进行操作。

（二）Ⅱ类洞的制备

1.定义　Ⅱ类洞后牙邻面所制备的窝洞称为Ⅱ类洞，如前磨牙和磨牙的邻面洞、邻𬌗面洞、邻颊面洞等。

2.设计洞形　用铅笔在所在牙位上的邻面和咬合面画出Ⅱ类洞的洞形（图 1-4-1）。

（1）𬌗面外形：磨牙鸠尾扩展至中央窝（下颌 4 扩展至远中窝），鸠尾峡部在近中颊尖和舌尖之间（下颌 4 在颊舌二尖间），其宽度为邻面洞的 1/3～1/2 或颊舌二尖间距的 1/4～1/3 的圆缓曲线的鸠尾形。

（2）邻面洞外形：龈方大于𬌗方梯形的盒状洞形，防止充填体垂直方向的脱位。龈壁平齐游离龈缘，颊舌侧壁达自洁区，略向外展。

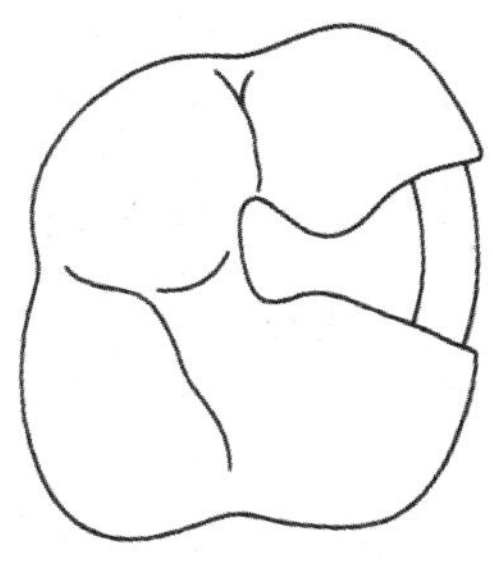

图 1-4-1　Ⅱ类洞

3.制备邻面洞

（1）使用裂钻或球钻在咬合面的近中边缘嵴中间向近中邻面钻入，到达釉牙本质界。

（2）换用裂钻（磨牙用中号裂钻，前磨牙用小号裂钻）从釉牙本质界，保持钻针方向与近中邻面斜度一致向龈方钻入直达釉牙骨质界。龈阶位于釉牙骨质界向𬌗方 0.5～1 mm，龈壁宽度（从近中面向轴壁方向的距离）为前磨牙 0.8～1 mm 或磨牙 0.5～1 mm，龈壁平直或略向外展，龈壁与髓壁平行，龈轴线角为 90°。沿龈壁平面向颊舌方向扩展至自洁区（邻面接触点以外），颊舌侧壁应与釉柱方向一致并略向外扩展，同时使钻针在𬌗方向中线聚合（即颊舌侧壁向𬌗方聚合），聚合角度约为 2°～5°，使邻面洞成为龈方大于𬌗方的梯形洞形。为防止水平脱位，可在颊龈线角或舌龈线角处作倒凹固位。为了增加邻面和𬌗面连接处的抗力，可使轴髓线角作圆钝处理，且轴壁略向髓壁倾斜，则在充填时轴髓线角处的充填体厚度增加，抗力增加。

4.制备𬌗面洞形　选用大号裂钻从邻面洞轴壁中份釉牙本质界下 0.5～2 mm 向远中处，经颊舌二尖间（避让近中颊舌二尖）处拉出一条沟，扩展到中央窝，在中央窝形成鸠尾尾部（椭圆形）。洞底应达釉牙本质界下 0.5 mm，磨牙侧壁深度为 2～2.5 mm，前磨牙侧壁深度为 1.5～2.0 mm。鸠尾峡部在近中颊尖和近中舌尖之间缩窄，应位于轴髓线角的内侧，𬌗面洞底的𬌗方，其宽度为磨牙颊尖和舌尖距离的 1/4～1/3，前磨牙颊尖和舌尖距离的 1/3～1/2，邻面𬌗方宽度的 1/3～1/2。上颌第一磨牙的鸠尾膨大部的起始位置为斜嵴的近中侧，下颌第一磨牙的鸠尾膨大部起始位置为远中颊尖三角嵴和远中舌尖三角嵴的前方。

5.修整洞形

（1）用倒锥修整洞形：①使各点、线角清晰；②各侧壁垂直于底壁；③轴髓线角圆钝。

（2）用小倒锥钻在𬌗面洞颊、舌二尖下的侧髓线角处作倒凹。

（3）用 700#裂钻在邻面洞颊轴线角和舌轴线角作固位沟。

【实训报告与评分】

1.评定学生仿头模上树脂标准牙Ⅱ类洞的制备原则及方法。

2.评定学生口腔医师和患者的体位、支点操作和间断磨牙。

【评分标准】

评分标准见表 1-4-1。

表 1-4-1　考核项目及评分标准

序号	考核内容	考核要点	分值	评分标准	得分
1	体位的调节和器械的使用	制备上颌牙时的体位	5	错误扣除此分	
		制备下颌牙时的体位	5	错误扣除此分	
		器械的选择	5	错误扣除此分	
		器械的握持	5	错误扣除此分	
2	认识Ⅱ类洞形态	Ⅱ类洞形态	5	错误扣除此分	
3	Ⅱ类洞洞形设计	鸠尾膨大部扩展至中央窝	5	错误扣除此分	
		鸠尾峡部位置和宽度	5	错误扣除此分	
		邻面外形梯形	5	错误扣除此分	
		洞形为圆钝曲线	5	错误扣除此分	
	制备邻面洞	成为龈方大于𬌗方梯形	5	错误扣除此分	
		颊、舌壁	5	错误扣除此分	
		龈壁（位置、宽度）	5	错误扣除此分	
		轴壁形态	5	错误扣除此分	
	制备𬌗面洞形	形成有鸠尾峡的鸠尾形	5	错误扣除此分	
		鸠尾膨大部（位置、形态、大小）	5	错误扣除此分	
		鸠尾峡部（位置、形态、大小）	5	错误扣除此分	
	修整洞形	点线角、外形线圆钝	5	错误扣除此分	
		底平、壁直	5	错误扣除此分	
		洞深（过深、过浅均扣分）	5	错误扣除此分	
		剩余牙体组织情况	5	错误扣除此分	
合计			100	得分合计	

【注意事项】

1.使钻针与洞底垂直。
2.一次形成洞的深度,避免层层加深。
3.需改良持笔式的握持方法。
4.注意间断点磨牙齿,熟悉手感和支点。
5.磨牙龈壁宽度为0.5~1 mm,前磨牙宽度为0.8~1 mm。
6.下颌6的轴龈线角为90°,而下颌4的龈轴线角略小于90°。
7.邻面洞口应与牙轴方向一致,略张口。
8.龈壁平,且与髓壁平行。
9.下颌6侧壁与髓壁垂直,髓壁垂直于轴壁,平行于龈壁。
10.下颌4侧壁垂直于髓壁,髓壁与𬌗面斜度一致,但与龈壁不平行。

六、知识问答

1.梯形固位可用于　　　　　　　　　　　　　　　　　　　　　　　　　　　　　(　　)
　A.邻𬌗面洞　　　　　　　　　　　　　　B.邻(唇)颊面洞
　C.邻舌(腭)面洞　　　　　　　　　　　　D.以上各种均包括
2.后牙Ⅱ类洞形鸠尾峡的部位位于　　　　　　　　　　　　　　　　　　　　　　(　　)
　A.洞底轴髓线角靠近中线处　　　　　　　B.洞底轴髓线角处
　C.洞底轴髓线角靠近边缘嵴处　　　　　　D.根据龋坏情况酌情处理
3.后牙Ⅱ类洞制备时,鸠尾峡宽度为　　　　　　　　　　　　　　　　　　　　　(　　)
　A.颊舌牙尖间距的1/4　　　　　　　　　B.颊舌牙尖间距的1/4~1/3
　C.颊舌牙尖间距的1/3~1/2　　　　　　　D.颊舌牙尖间距的1/2~2/3
4.Ⅱ类洞的邻面和𬌗面各有哪些抗力形和固位形?

(巩莉)

实训五　仿头模Ⅲ类洞的制备

一、实训目标

1.掌握　仿头模上树脂标准牙Ⅲ类洞的制备原则及方法。
2.熟悉　口腔医师和患者的体位,支点操作和间断磨牙。
3.了解　冷光灯、口镜、三用枪和高速手机在牙体预备时的使用方法和注意事项。

二、实训用品

仿真头模、全口牙模型、冷光灯、口镜、探针、镊子、红铅笔、高速手机、各类钻针、三用枪等。

三、模拟场景

教师通过幻灯片、播放教学视频、示教以及指导等向学生讲授仿头模上树脂标准牙Ⅲ类洞的制备原则及方法等内容。

四、学习方法

1.认识Ⅲ类洞在不同牙齿及不同牙面对于窝洞的洞形、抗力形和固位形的设计要求。

2.互相学习讨论仿头模上行上颌中切牙树脂标准牙Ⅲ类洞的制备原则及方法。

3.在仿头模上颌中切牙练习制备出Ⅲ类洞形,教师指导。

4.老师总结实训内容和实训成果。

五、操作步骤及评分

【操作步骤】

(一)体位的调节

制备上颌磨牙时,椅背向后仰,使仿头模上颌与地面呈45°角,高度与肘关节平齐,术者位于仿头模右后方,大腿下缘、双肩与地面平行,取舒服坐位。制备下颌磨牙时,下颌平面与地面尽可能平行。调节灯光应照射在口腔拟检查部位,左手握口镜牵拉嘴角暴露口腔视野,右手握手机,需选择改良持笔式握持方法,选好支点进行操作。

(二)Ⅲ类洞的制备

1.定义　前牙邻面未损伤切角所制备的窝洞称为Ⅲ类洞,如切牙和尖牙的邻面洞、中切牙的邻(舌)腭面洞、邻唇面洞等。

2.设计洞形　用铅笔在前牙的邻面和舌面窝画出Ⅲ类洞形(图1-5-1)。

(1)单面邻面洞外形:与邻牙相似底部朝向龈方、顶朝向冠方的三角形盒状洞形;唇壁与唇面平行,舌壁与舌面近远中边缘嵴平行的三角形洞形;洞深1~1.5 mm。

(2)邻舌面洞外形:邻面为唇壁与唇面平行,切壁和龈壁略向舌侧聚合的唇方大于舌方的梯形。舌面洞外形:舌隆突之上的舌面窝内,不越过中线,不波及切1/3的鸠尾形。

(3)鸠尾峡位于近中边缘嵴内,鸠尾峡宽度为邻面洞舌侧的1/3~1/2。

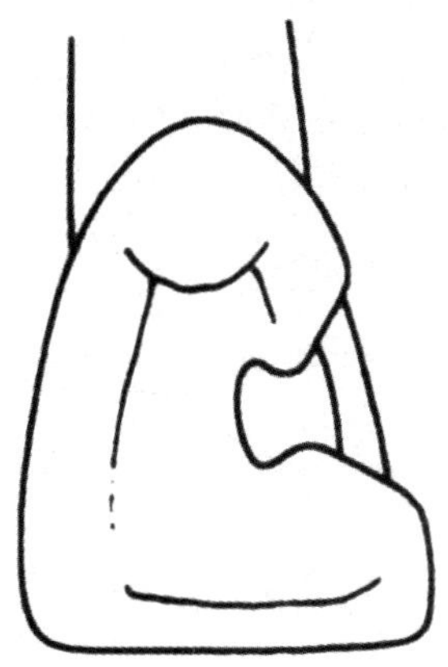

图 1-5-1　Ⅲ类洞

3.制备邻面洞

(1)左手持口镜,绕过仿头模,把口镜置于上切牙舌侧,把上切牙舌面影像反射至口镜中,从镜内观察。

(2)右手握持手机,以尖牙或前磨牙作支点,用小球钻自舌面近中边缘嵴至釉牙本质界。

(3)用细裂钻或球钻在舌面边缘嵴的内侧钻邻面,向切、龈方向扩展,并向唇面加深,形成唇壁、切壁及龈壁,唇侧壁与唇面平行,龈壁与切壁向舌方稍聚合,在边缘嵴处与舌侧相连,龈壁大于切壁,唇方大于舌方的梯形,唇壁与唇面平行,宽 1 mm,邻面轴壁与牙齿邻面平行,洞深 1~1.5 mm。必要时,在唇壁、轴壁和切壁构成的点角部位作倒凹,在龈轴线角处作固位沟,以达到更好的固位。

4.舌面洞形　为鸠尾形,位于舌窝内舌隆突上方,不超过舌侧的 1/2。从邻面洞底壁中间部分釉牙本质界下 0.3 mm 处用小倒锥钻,保持与舌面垂直,在舌隆突上的舌面窝内,不越过中线,避开切 1/3 作鸠尾形。鸠尾峡部在近中边缘嵴内侧,其宽度为邻面洞宽度的 1/3~1/2,切壁不超过舌面中 1/3,龈壁不损伤舌隆突,洞深约 1~1.5 mm。必要时,可在尾部的龈方和切方的转角处作倒凹,以增强固位。

5.修整洞形

(1)用倒锥钻清洞,使舌面洞底与舌面凹度一致且侧壁垂直于底壁,轴髓线角圆钝,点线角清晰。

(2)用小球钻在龈髓线角和切髓线角处各作一圆弧形倒凹。必要时,在邻面洞唇轴龈和唇轴切点角处各作一圆弧形倒凹。

【实训报告与评分】

评分标准见表 1-5-1。

表 1-5-1　考核内容及评分标准

序号	考核内容	考核要点	分值	评分标准	得分
1	体位的调节和器械的使用	制备上颌牙时的体位	5	错误扣除此分	
		制备下颌牙时的体位	5	错误扣除此分	
		器械的选择	2	错误扣除此分	
		器械的握持	3	错误扣除此分	
2	认识Ⅲ类洞形态	Ⅲ类洞形态	5	错误扣除此分	
3	Ⅲ类洞洞形设计	单面邻面洞外形	5	错误扣除此分	
		邻舌面洞外形	5	错误扣除此分	
		鸠尾形态	5	错误扣除此分	
		洞形为圆钝曲线	5	错误扣除此分	
	Ⅲ类洞邻面制备	成为唇方大于舌方梯形	5	错误扣除此分	
		颊、舌壁	5	错误扣除此分	
		龈壁（位置、宽度）	5	错误扣除此分	
		轴壁形态	5	错误扣除此分	
		向切、龈方向扩展并向唇面加深	5	错误扣除此分	
	Ⅲ类洞舌面制备	形成有鸠尾峡的鸠尾形	5	错误扣除此分	
		鸠尾膨大部(位置、形态、大小)	5	错误扣除此分	
		鸠尾峡部(位置、形态、大小)	5	错误扣除此分	
	修整洞形	点线角、外形线圆钝	5	错误扣除此分	
		底平、壁直	5	错误扣除此分	
		洞深（过深、过浅均扣分）	5	错误扣除此分	
		剩余牙体组织情况	5	错误扣除此分	
合计			100	得分合计	

【注意事项】

1.制备窝洞操作时，自始至终采用正确体位、术式和支点，用口镜反光和反射上颌牙齿的情况。

2.用涡轮手机和钻针磨除洞形的釉质部分。窝洞的牙本质部分必须用慢速弯机头和钻针制备，以体会和掌握切割牙体硬组织时的支点放置、用力的大小和方向等关键技能。

3.用慢速手机和钻针时，必须间断切割，避免持续钻磨产热过多而刺激牙髓组织。
4.制备各类洞形时，尽量避免切割不必要磨除的健康牙体组织。

六、知识问答

1.Ⅲ类洞制备邻舌面洞时　　（　　）
A. 必须作鸠尾　　B. 无须作鸠尾
C. 在舌侧（腭侧）作相应的鸠尾　　D. 在颊侧设计相应鸠尾

2.Ⅲ类洞单面洞预备要点错误的是　　（　　）
A. 邻牙缺失或间隙较大时预备为单面洞
B. 制备为梯形，与邻面外形一致，底在龈方
C. 唇壁、舌壁、龈壁与相应牙面平行
D. 轴壁与邻面平行

3.关于Ⅲ类洞的牙体预备的说法错误的是　　（　　）
A.去净腐质及着色牙本质
B.邻面及唇侧牙体组织尽可能去掉
C.中的龋损及累及唇侧的缺损需制作洞缘斜面
D.大的龋损及累及唇侧的缺损需制作洞缘斜面

4.简述Ⅲ类洞的制备原则及方法。

（巩莉）

实训六　仿头模Ⅴ类洞的制备

一、实训目标

1.掌握　仿头模上树脂标准牙Ⅴ类洞的制备原则及方法。
2.熟悉　口腔医师和患者的体位、支点操作和间断磨牙。
3.了解　冷光灯、口镜、三用枪和高速手机在牙体预备时的使用方法和注意事项。

二、实训用品

仿真头模、全口牙模型、冷光灯、口镜、探针、镊子、红铅笔、高速手机、各类钻针、三用枪等。

三、模拟场景

教师通过幻灯片、播放教学视频、示教以及指导等，向学生讲授仿头模上树脂标准牙Ⅴ类洞的制备原则及方法等内容。

四、学习方法

1.认识Ⅴ类洞在不同牙齿及不同牙面对于窝洞的洞形、抗力形和固位形的设计要求。

2.互相学习讨论仿头模上树脂标准牙Ⅴ类洞的制备原则及方法。

3.在仿头模上行上颌前磨牙练习制备出Ⅴ类洞形，教师指导。

4.老师总结实训内容和实训成果。

五、操作步骤及评分

【操作步骤】

（一）体位的调节

制备上颌磨牙时，椅背向后仰，使仿头模上颌与地面呈45°角，高度与肘关节平齐，术者位于仿头模右后方，大腿下缘、双肩与地面平行，取舒服坐位。制备下颌磨牙时，下颌平面与地面尽可能平行。调节灯光应照射在口腔拟检查部位，左手握口镜牵拉嘴角暴露口腔视野，右手握手机，需选择改良持笔式握持方法，选好支点进行操作。

（二）Ⅴ类洞的制备

1.定义　所有牙齿唇（颊）舌（腭）面颈部1/3处所制备的窝洞称为Ⅴ类洞。

2.制备原则及方法

（1）设计洞形：用铅笔在所选牙齿的颊（唇）面或舌（腭）面颈1/3部位画出肾形的Ⅴ类洞形，龈壁与龈缘平行，形状与颈曲线相对应，切壁在颈1/3以内或中1/3和颈1/3交界处。选用合适的裂钻，在设计好的外形线内进钻至釉牙本质界下0.5 mm左右，先形成近远中洞壁（图1-6-1）。

（2）备洞：握紧手机，选好支点，用平头裂钻或倒锥钻分别自近远中沿外形向中间扩展，洞深始终保持在釉牙本质界下0.5 mm（洞深1~1.5 mm）左右。髓壁为与唇（颊）舌面弧度一致的曲面，避免穿髓。近中壁和远中壁尽量不超过轴面角，洞缘可略向外展。在钻针移动过程中要不断改变钻针方向，使钻针与所在部位的釉柱方向一致，与洞底保持垂直。磨牙时要避开颊面沟，𬌗壁中间凹向龈方，成为肾形。为了防止充填体与洞壁分离，可在线角处作倒凹或固位沟，也可在4个点角的部位作倒凹来保存尽可能多的牙体组织，避免穿髓。

（3）修整洞形：用倒锥钻修整洞底，使洞底呈一弧形面，与所在牙面的弧度一致。洞壁与洞底垂直。

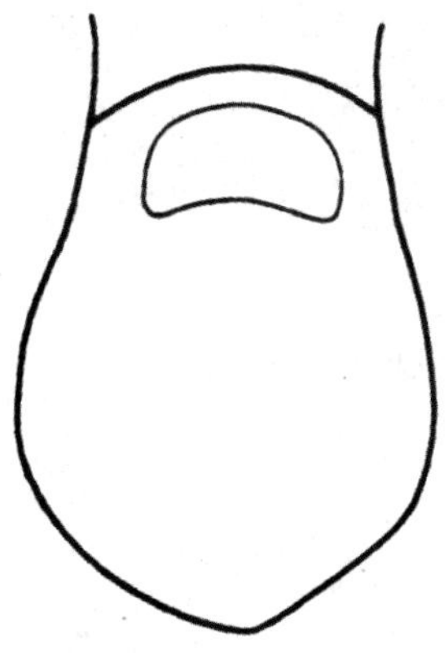

图 1-6-1 V类洞

【实训报告与评分】

考核项目及评分标准见表 1-6-1。

表 1-6-1 考核项目及评分标准

<table>
<tr><th>序号</th><th>考核内容</th><th>考核要点</th><th>分值</th><th>评分标准</th><th>得分</th></tr>
<tr><td rowspan="4">1</td><td rowspan="4">体位的调节和器械的使用</td><td>制备上颌牙时的体位</td><td>5</td><td>错误扣除此分</td><td></td></tr>
<tr><td>制备下颌牙时的体位</td><td>5</td><td>错误扣除此分</td><td></td></tr>
<tr><td>器械的使用</td><td>5</td><td>错误扣除此分</td><td></td></tr>
<tr><td>器械的选择</td><td>5</td><td>错误扣除此分</td><td></td></tr>
<tr><td>2</td><td>认识V类洞形态</td><td>V类洞形态</td><td>5</td><td>错误扣除此分</td><td></td></tr>
<tr><td rowspan="10">3</td><td rowspan="3">V类洞洞形设计</td><td>肾形的V类洞形</td><td>5</td><td>错误扣除此分</td><td></td></tr>
<tr><td>龈壁与龈缘平行</td><td>5</td><td>错误扣除此分</td><td></td></tr>
<tr><td>洞形为圆钝曲线</td><td>5</td><td>错误扣除此分</td><td></td></tr>
<tr><td>V类洞开扩洞口</td><td>达到釉牙本质界下 0.5 mm</td><td>5</td><td>错误扣除此分</td><td></td></tr>
<tr><td rowspan="3">V类洞扩展洞形</td><td>只向侧方加压,不向深部加压</td><td>5</td><td>错误扣除此分</td><td></td></tr>
<tr><td>进行预防性扩展</td><td>10</td><td>错误扣除此分</td><td></td></tr>
<tr><td>预备牙体采用点磨法</td><td>10</td><td>错误扣除此分</td><td></td></tr>
<tr><td rowspan="3">V类洞修整洞形</td><td>点线角、外形线圆钝</td><td>10</td><td>错误扣除此分</td><td></td></tr>
<tr><td>底平、壁直</td><td>10</td><td>错误扣除此分</td><td></td></tr>
<tr><td>洞底与牙面的弧度一致</td><td>10</td><td>错误扣除此分</td><td></td></tr>
<tr><td colspan="3">合计</td><td>100</td><td>得分合计</td><td></td></tr>
</table>

【注意事项】

1.使钻针与洞底垂直。
2.尽量保留健康的牙体组织。
3.需改良持笔式的握持方法。
4.注意间断点磨牙齿,熟悉手感和支点。

六、知识问答

1.发生于右上第一前磨牙颊面颈部的龋损应制备的洞形为（　　）
A.Ⅰ类洞　B.Ⅱ类洞　C.Ⅲ类洞　D.Ⅴ类洞
2.简述Ⅴ类洞的制备原则及方法。

（巩莉）

实训七　垫底材料的调拌方法及使用

一、实训目标

1.掌握　常用垫底材料的使用方法及其性能特点。
2.熟悉　窝洞垫底材料及其充填材料并正确使用。
3.了解　各类黏合剂的组成成分。

二、实训用品

器材包:口腔检查盘、探针、口镜、镊子、75%乙醇、气枪、玻璃板、一次纸板、水门汀、调拌刀、塑料调拌刀、充填器、玻璃离子水门汀(图1-7-1)、磷酸锌水门汀(图1-7-2)、氧化锌丁香油水门汀、生理盐水。

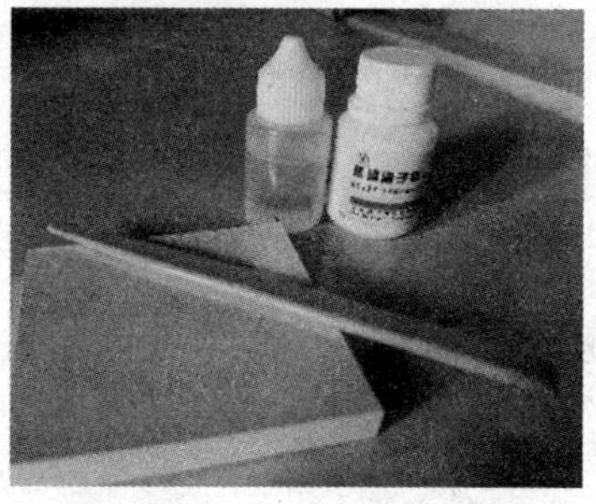

图1-7-1　玻璃离子水门汀

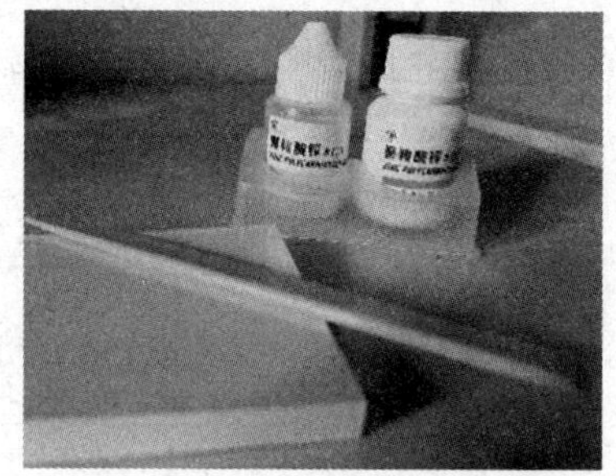

图1-7-2　磷酸锌水门汀

三、模拟场景

教师分别对各类垫底材料进行调拌示教并讲解使用要点。

四、学习方法

1.学习并且掌握垫底材料所需用器械及调拌方法。

2.学生完成调拌材料的操作并记录各类型材料操作所需时间。

五、操作步骤及评分

【操作步骤】

（一）术前准备

（1）临床上准备进行垫底充填的患牙应已完成窝洞制备并使窝洞保持无菌干燥状态。术前准备包括：患者的全身情况检查，如血常规，出、凝血时间，肝功和 HIV（艾滋病病毒）检查，当日体温等，以及相关患牙的 X 射线片。

（2）术者常规洗手、戴手套。

（3）检查操作器械是否齐备并严格消毒。

（二）手术步骤

1.玻璃离子水门汀的调和　按材料说明书将适量粉、液分开放在一次性纸板上，充填修复用按粉、液比 3∶1（质量比），粘接按（1.25～1.5）∶1（质量比）取适量粉、液放置于清洁、干燥、一次性纸板上在 45 s 内进行调和。用塑料调拌刀依次将粉剂加入液体里面进行调和，根据充填范围的大小调至稍拉丝状态。严禁用金属调和刀进行调和，以免充填材料变色。

玻璃离子充填临床操作：

（1）常规窝洞隔湿，气枪轻吹窝洞，患牙两侧分别放置棉球并配合吸唾管保持口腔内环境呈干燥状态。

（2）用黏固粉充填器取适量调和好的垫底材料置于窝洞处，用充填器另一端蘸取少许粉末轻压使其平铺于洞底。中等深度的窝洞，洞底距离髓腔的牙本质厚度大于 1 mm，一般只垫一层磷酸锌水门汀、聚羧酸锌水门汀或玻璃离子水门汀。除磷酸锌水门汀需先涂封闭剂以隔绝其对牙髓的化学刺激外，用后两种材料充填时，可直接垫底、充填。由于材料性能和技术的不断发展和改善，磷酸锌黏合剂已不常用于活髓牙的垫底。垫底部位仅限于颌面髓壁和邻面轴壁，要求底平壁净，留出足够的深度（1.5～2 mm），使充填体有足够的固位力。

（3）垫底完成之后将充填材料充满于窝洞内，并压实排除气泡。要求在 3～5 min 内充填完成并基本恢复患牙外形形态。

(4)咬合调整完好后,用口腔专用凡士林保护剂涂布于充填体表面,嘱患者 24 h 内勿用患侧咀嚼硬物,若有咬合不适,及时复诊。

注意:金属增强型玻璃离子水门汀可用于后牙的充填修复。使用该材料充填时,因材料具有良好的粘接性能,对充填洞形要求不太严格,不必预备特殊的洞形,但对较深的窝洞应垫底,最好用硬质氢氧化钙垫底,当牙髓暴露时,不能用此材料直接盖髓;此外,玻璃离子水门汀还可以用作预防性充填和窝沟封闭,以预防龋病的发生。

2.磷酸锌水门汀的调和　按材料说明书将适量粉、液按比例置于玻璃板上,将粉末分成数小份通常按 3 g 粉配 1 mL 液的比例进行调和,调和时平握金属调拌刀,将数小份粉分别加入液体内旋转推开进行调拌,调拌刀紧贴玻璃板,调至所需合适稠度,整个调制时间控制在 90 s 内。调好后绝不能再加入液或粉。在冷的玻璃板上调和可适当延长操作时间。

磷酸锌水门汀对牙髓有一定的刺激,正常牙髓反应是可逆的,5~8 周后可恢复正常,而对有炎症的牙髓的刺激可导致不可逆反应;不能应用于深龋的直接垫底;磷酸锌黏合剂凝固时间较快,要合理利用充填时间;注意洞侧壁不应有垫底材料。

3.氧化锌丁香油水门汀暂封及垫底临床操作

(1)常规窝洞消毒隔湿,气枪轻吹窝洞,患牙两侧分别放置棉球保持口腔内环境干燥。

(2)将粉、液分别置于消毒后的玻璃板上,用金属调拌刀将粉剂逐份加入液体内,旋转调拌至所需稠度。

(3)垫底:取适量调制好的材料,用充填器输送并平铺于窝洞轴壁,可蘸取少许粉末轻压。注意洞侧壁不应有材料覆盖。

(4)暂封:窝洞放置药物后,将暂封材料充填于窝洞内,注意不要填充过高,填充后,可蘸取少许氧化锌粉末使其加快凝固 1 h 后方可进食,勿用患侧咀嚼。

注意:对于深龋患者,则不应用酚类材料进行垫底,以免加深对髓腔的刺激。

【实训报告与评分】

1.评定学生对垫底材料调拌程度的掌握情况。

2.评定学生写出的三种调拌材料所需调拌时间记录。

【评分标准】

考核项目及评分标准见表 1-7-1。

表 1-7-1　考核项目及评分标准

序号	考核内容	考核要点	分值	评分标准	得分
1	熟悉各类垫底材料的使用及调拌方法	氧化锌丁香油水门汀	10	错误扣除此分	
		玻璃离子及磷酸锌水门汀	10	错误扣除此分	
2	隔湿干燥	清洁并干燥已制备好的窝洞	10	错误扣除此分	
3	玻璃离子垫底材料的调拌	玻璃离子:将适量粉和液按比例调制成拉丝状态	10	错误扣除此分	
		调拌应在 30~60 s 内完成	10	错误扣除此分	
		垫底部位应在近髓轴壁	10	错误扣除此分	
4	水门汀丁香油氧化锌水门汀的调拌方法	对于中、深龋患牙要进行双层垫底	10	错误扣除此分	
		用作暂封和垫底时所需稠度不一致	10	错误扣除此分	
		垫底:注意洞侧壁不应有材料	5	错误扣除此分	
		暂封:不要填充过高,填充后,可蘸取少许氧化锌粉末使其加快凝固	5	错误扣除此分	
		深龋患者,则不应用酚类材料进行垫底	10	错误扣除此分	
合计			100	得分合计	

六、注意事项

1.严格掌握垫底材料的适应证和禁忌证。

(1)垫底材料使用适应证。

1)患牙需预备成一定抗力形和固位形洞形。

2)患牙未出现牙髓炎及根尖周炎症状。

3)龋坏达牙本质中、深层患牙。

(2)垫底材料使用禁忌证。

1)对所用的垫底材料过敏或使用不适的患者。

2)严重的牙周病变,牙槽骨萎缩,有深牙周袋,牙齿已显著松动,牙周支持组织过少。

3)牙齿严重缺损不能修复者。

4)全身健康状况不良,患者有严重的全身疾病,如严重高血压、白血病、血友病、重度贫血、心内膜炎、风湿性心脏病、肾炎、有出血倾向疾病等不宜施行该手术者。

5)患牙附近有重要的解剖结构,如上颌窦、下牙槽神经等有损伤危险或可能带来严重后果者。

2.使用器械要有稳固的支点,并且要仔细观察,以防磨除过多牙体组织或损伤牙髓组织。

3.要求学生实训操作时,树立“爱伤观念”。

4.操作时,自始至终采用正确体位,利用口镜反光来反射术野的情况。

5.对于垫底材料调拌时要注意的要点。

(1)调制磷酸锌水门汀时,每次加入粉量不可过多,调制均匀后方可加粉。垫底使用的磷酸锌水门汀必须即刻使用,不能调制过稀,否则粘器械、粘洞壁,无法按正规要求操作。

(2)玻璃离子水门汀的调制必须使用塑料调和刀和一次性纸板,以免材料变色,影响充填效果。

(3)磷酸锌水门汀和丁香油氧化锌水门汀均不可用于中、深龋的直接垫底。

(4)调和类材料必须按照产品说明书按照比例进行粉、液调拌。

(5)无论作为充填还是垫底材料的调拌及使用都必须严格遵守无菌、干燥的状态下进行调拌和充填。

七、要点提示

1.所有类型调拌材料均需在 90 s 内完成,所需材料用量根据患者龋洞大小决定。

2.垫底完成后要保持窝洞是底平壁净的状态,同时有一定厚度。

八、知识问答

1.简述丁香油氧化锌水门汀使用时的禁忌证。

2.简述哪些材料不可直接用于窝洞垫底。

3.简述调拌各类材料时的注意要点。

(何喜婷)

实训八　银汞合金充填术

一、实训目标

1.掌握　银汞合金的性能及充填技术。

2.熟悉　手用器械的消毒方法。

3.了解　银汞合金胶囊调拌方法。

二、实训用品

Ⅱ类洞树脂牙、银汞合金胶囊、银汞合金输送器、银汞合金调拌机、银汞雕刻器、成形片及成形片夹、楔子、银汞合金修整器、橡皮布、气枪、黏固粉充填器、银汞充填器、酒精灯、75%酒精溶液、37%磷酸溶液、口腔检查盘、棉卷、开口器、吸唾管、玻璃板、小砂石尖、橡皮轮。

三、模拟场景

教师在仿真头模上做银汞合金充填术的示教。

四、学习方法

1.学习认识银汞合金充填术需用器械。
2.学生完成银汞合金充填术的操作并做记录。

五、操作步骤及评分

【操作步骤】

（一）术前准备

（1）临床上准备进行手术的患牙应已完成垫底充填，术前准备包括：患者的全身情况检查，如血常规，出、凝血时间，肝功和HIV检查，当日体温等，以及相关患牙的X射线片。

（2）窝洞制备好一定的抗力形和固位形。

（3）术者常规洗手、戴手套。

（4）检查手术器械齐备并严格消毒。

（5）银汞合金的调制。

1）机械调拌法：取一商品银汞合金胶囊，敲击击破其中的粉、液中隔，然后将胶囊放入银汞合金搅拌器的固位卡中，开动机器振荡10～20 s，取下并拧开胶囊，将其中调制好的银汞合金倒至橡皮布上即可使用。

2）手工调拌法：手工研磨时必须戴手套。这样，既避免污染银汞合金，又减少了皮肤吸收汞。手工调制银汞合金时汞和银合金粉的配比必须精确，一般按质量比1∶1。

（二）手术步骤

1.单面洞的充填

（1）术区隔离：用消毒棉卷隔离患牙。将棉卷（棉球）置于患侧唇（颊）侧前庭处和舌侧口底，嘱医师助手用吸唾器吸取术区附近的唾液，从而达到隔湿的目的。若将棉卷置于唾液腺导管开口处，可以更有效地隔湿。下颌舌侧的棉卷不宜固定，可用棉卷压器。一些后牙的牙体修复较为费时，可用开口器维持恒定的张口度，减轻患者的疲劳，同时方

便了术者的操作。

(2)窝洞消毒:窝洞制备完毕前,可用适宜药物进行窝洞消毒。对于较深的龋洞,洞底可能不平,可在充填前根据窝洞深度对其做适当处理。

(3)充填窝洞:用银汞输送器将银汞合金少量、分次送入窝洞内。先选用小号的银汞合金充填器填压洞底倒凹、固位沟和点、线角处,再换用较大的充填器向洞底和侧壁层层压紧,使银汞合金与洞壁密合,充填的银汞合金应略高于洞缘,有汞渗出应及时去除。充填应在 2~3 min 内完成。

(4)雕刻形态:银汞合金充填完成后, 即可用银汞雕刻器去除表面多余的合金并雕刻出应有的解剖外形。雕刻边缘时,雕刻器应由牙体组织向充填体方向进行雕刻或将雕刻器的工作端同时置于牙体组织和充填体上,以免充填体边缘凹陷露出洞缘或出现飞边。银汞合金充填体的修整应在 15 min 内完成,超过修整时间易导致充填体碎裂。

(5)调整咬合:初步修整后,用干棉球擦拭充填体表面,尽快让上下牙咬合。充填体上出现的亮点为应去除的高点。重复检查咬合,直至患者自觉咬合完全正常为止。

(6)充填体磨光:银汞合金充填 24 h 以后,可进行充填体的磨光。磨光时应选用与充填体形状、大小相适应的修整钻和磨光钻依次进行。磨光时先用修整钻沿充填体与牙齿组织交界处研磨。除去细小飞边,令充填体边缘和洞缘平滑移行,然后研磨充填体表面。钻针在充填体表面研磨的方向为顺时针和逆时针方向交替进行,以使充填体表面平整光滑。修整钻用毕,再用抛光钻依次进行抛光。

2.复面洞的充填

(1)保护牙髓:对中度以上龋洞在银汞合金充填前最好根据患牙情况对其进行垫底。

(2)放置成形片和楔子:根据患牙牙位选择合适的成形片将成形片夹固定在牙齿上,成形片在窝洞邻面放置超过龈壁,紧贴牙颈部,以代替缺失的洞壁。用口镜检查牙颈部成形片与牙面密合情况,如有缝隙,选用合适的牙间楔子插入该邻间隙,楔子的大小、形状应适宜,直至成形片与牙面紧密贴合,探针检查无可探入缝隙为止。

(3)隔湿:清洁并干燥窝洞。

(4)充填窝洞:用银汞输送器分次将银汞合金送入洞内,进行充填时一般先充填邻面,然后再充填牙合面。具体充填方法同单面洞充填。充填满后,初步去除表面多余的合金,取下楔子及成形夹;由颊舌向轻轻拉动留下的成形片,使其与充填体分离松动后,从咬合面方向取出成形片,并及时用棉球将邻面洞充填体的边缘嵴部分向邻牙轻推压,以恢复取成形片时留下的小缝隙。银汞合金从调制到充填完毕,应在 6~7 min 之内完成。

(5)修整充填体:银汞合金调制后 20 min 以内可塑性大,以后逐渐减弱,24 h 后完全固化。首先用探针的大弯尖端分别从颊侧和舌侧邻间隙进入,轻轻去除充填体龈缘的悬突或飞边,再从原路滑出,注意不能触碰接触区。其次修整边缘嵴,分别修整颊、舌楔状隙,然后修整充填体的其他部分,方法同单面洞充填体的修整。

(6)调整咬合。

(7)充填体打磨抛光：银汞合金充填体待 24 h 完全固化后方可进行打磨抛光。首先用火焰形修整钻分别从颊、舌侧邻间隙进入，修整充填体的龈缘部，除去细小飞边，注意不需用车针修整邻面接触区。

(三)术后的口腔护理

嘱患者轻咬上下牙列，若有不适，及时告知医生进行咬合调整。充填后 24 h 勿用患侧牙咀嚼硬物。

【实训报告与评分】

1.评定学生对银汞合金充填术充填方法的掌握情况。

2.评定学生写出的调拌方法的记录。

【评分标准】

考核项目及评分标准见表 1-8-1。

表 1-8-1　考核项目及评分标准

序号	考核内容	考核要点	分值	评分标准	得分
1	银汞合金的调制	手工研磨时必须戴手套	10	错误扣除此分	
		电动调制最长时间不得长于 40 s	10	错误扣除此分	
2	隔湿	清洁并干燥已制备好的窝洞	10	错误扣除此分	
3	充填	少量、分次送入窝洞内，银汞合金充满窝洞的点、线、角及倒凹	10	错误扣除此分	
		充填应在 2~3 min 内完成	10	错误扣除此分	
		雕刻器应由牙体组织向充填体方向进行雕刻	10	错误扣除此分	
4	充填、修整	银汞合金充填体的修整应在15 min 内完成	10	错误扣除此分	
		重复检查咬合，直至患者自觉咬合完全正常为止	10	错误扣除此分	
		充填 24 h 以后可进行充填体的磨光	5	错误扣除此分	
		钻针在充填体表面研磨的方向为顺时针和逆时针方向交替进行	5	错误扣除此分	
		复面洞的充填放置成形片	10	错误扣除此分	
合计			100	得分合计	

六、注意事项

1.严格掌握银汞合金充填术适应证和禁忌证。

(1)银汞合金充填术适应证。

1)Ⅰ类洞、Ⅱ类洞患牙。

2)后牙Ⅴ类洞,特别是可摘义齿的基牙。

3)对美观要求不高的患者,尖牙远中邻面洞,龋损未累及唇颊面者。

4)大面积龋损配合附加固位钉的修复。

(2)银汞合金充填术的禁忌证。

1)严重的牙周病变,牙槽骨萎缩,有深牙周袋,牙齿已显著松动,牙周支持组织过少者。

2)牙齿严重缺损不能修复者。

3)对银汞过敏或不耐受者。

4)对美观要求较高的患者。

5)全身健康状况不良,患者有严重的全身疾病,如严重高血压、白血病、血友病、重度贫血、心内膜炎、风湿性心脏病、肾炎、有出血倾向疾病等,不宜施行该手术。

6)患牙附近有重要的解剖结构,如上颌窦、下牙槽神经等,有损伤危险或可能带来严重后果者。

2.使用器械要有稳固的支点,并且要仔细观察,以防磨除过多或损伤临近组织。

3.调制银汞合金时的要点:

(1)手工调拌银汞合金时要掌握好粉、液调拌比例、调制方法,电动调制要控制好时间;

(2)银汞合金充填完成后要调整咬合,嘱咐患者先轻咬合,再重咬,充填 24 h 后,才能用该患牙咀嚼食物;

(3)从银汞合金调制完成到充填完成不超过 7 min;

(4)避免与银汞合金,特别是汞直接接触,接触后,接触部位要用肥皂和水洗净;

(5)用银汞合金充填时,必须严格隔湿;

(6)用银汞合金输送器将银汞合金输送到窝洞内,用银汞合金加压器充填,充填后进行抛光,防止食物滞留,提高耐腐蚀性,延长修复体的寿命;

(7)在唾液的影响下,银汞合金充填体会出现金属腐蚀性,因此应嘱患者定期检查并进行抛光处理。

4.要求学生实习时,操作中树立“爱伤观点”。

安放成形片时,应使之尽可能与牙面紧密贴合。取出成形片时,动作需轻巧,以免损坏充填体的接触区和边缘嵴。

5.操作时,自始至终采用正确体位,用口镜反光和反射术野的情况。

七、要点提示

1.由于银汞合金的性能特点，整个充填操作需在 6~7 min 内完成。

2.由于汞对人体有害，临床应用时要对医务人员加强培训及定期测定体内的汞储蓄量。工作时应穿好防护服，戴帽子、口罩、手套等。

八、知识问答

1.简述银汞合金充填术适应证。

2.简述银汞合金充填术的操作步骤。

（何喜婷）

实训九　粘接修复术

一、实训目标

1.掌握　复合树脂调制和充填法的粘接修复法。

2.熟悉　充填器械的使用。

3.了解　酸蚀法的操作要点和注意事项。

二、实训用品

口腔检查盘（图 1-9-1）、探针、口镜、镊子、棉卷、橡皮障、开口器、长方形聚酯薄膜形片、光固化复合树脂、调拌型复合树脂、光固化灯、酸蚀剂、黏合剂、小毛刷（图 1-9-2）、气枪、酒精灯、75%酒精溶液、调拌纸、塑料调拌刀、比色板、光固化刀、橡皮轮、金刚砂车针、抛光钻、抛光杯。

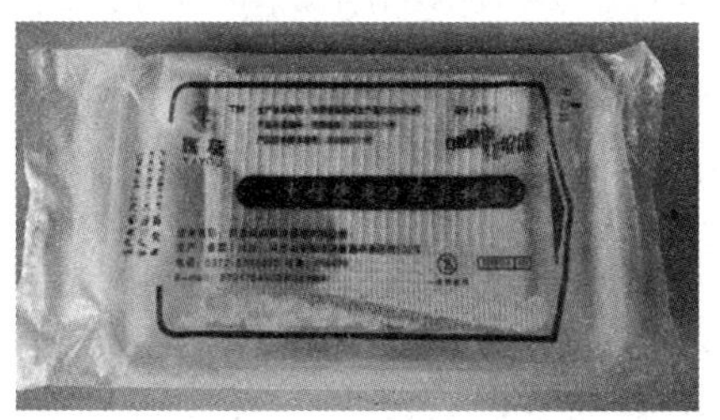

图 1-9-1　口腔检查盘

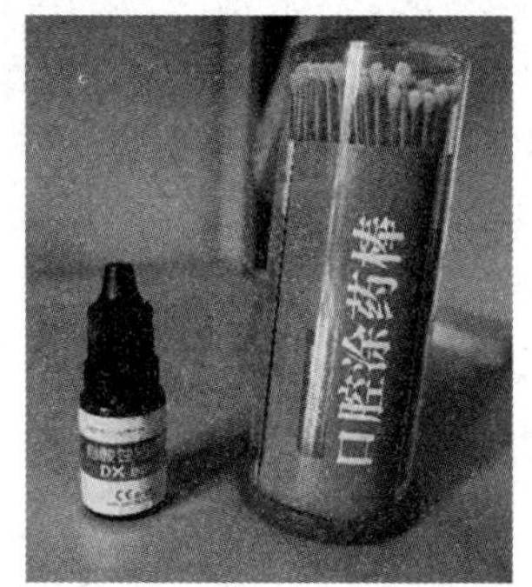

图 1-9-2　小毛刷

三、模拟场景

教师在仿真头模上做光固化树脂充填术的示教。

四、学习方法

1.学习认识粘接修复术需用器械。

2.学生完成粘接修复术的操作并记录。

五、操作步骤及评分

【操作步骤】

（一）术前准备

（1）临床上准备进行充填修复的患牙应已完成窝洞制备及垫底，术前准备包括：患者的全身情况检查，如血常规，出、凝血时间，肝功和 HIV 检查，当日体温等，以及相关患牙的 X 射线片。

（2）术者常规洗手、戴手套。

（3）检查手术器械齐备并严格消毒。

（二）手术步骤

1.保护牙髓　缺损达牙本质中层，用玻璃离子水门汀垫底。缺损达牙本质深层，近髓处用氢氧化钙制剂盖髓，再用玻璃离子水门汀垫底以保护牙髓组织。

2.比色和选材料色泽　清洁剂（一般选用浮石粉）清洁牙面后，在自然光线及牙面湿润的条件下，用比色板参照正常牙体组织（临床通常以正常邻牙）的颜色进行比色，选择相近的色调，比色应尽快做出选择，不要长时间凝视比色板，避免产生视觉疲劳。

3.手术区隔离　牙体树脂修复必须严格隔离，可根据患者情况使用橡皮障隔离或者棉卷隔湿配合楔子、排龈线等，防止唾液污染。

4.牙体预备　用相应大小的圆钻去净腐质及着色深的牙本质，尽可能保留健康牙体组织，用水清洁牙齿缺损形成的窝洞。选用金刚砂石将釉质的边缘磨成 1～3 mm 宽的洞斜面。洞斜面与牙长轴交角为 60°左右。对暴露的牙本质用氢氧化钙衬底覆盖，选用棉卷或橡皮障隔湿，气枪轻吹，保持窝洞干燥。

5.材料的选择

（1）复合树脂（调制类）。

1）粉、液剂型：可取适量粉、液分别置于干净的玻璃板或纸板上，将粉末分为数份，用塑料调制刀分次取粉末与液体调匀成较稠的糊状。

2）双糊剂型：分别取等量糊剂，混合调匀，调制应在 1 min 内完成。在调制中，塑料调拌刀、纸板均不应污染丁香油或其他酚类药物，以免影响树脂固化。

(2)光固化复合树脂。

1)术区隔湿:放置成型片和楔子。

2)酸蚀:75%酒精消毒,隔湿、干燥窝洞,用小毛刷蘸取酸蚀剂,均匀涂于釉质壁及洞斜面上,酸蚀时间为15~30 s。(按材料标注要求)用高压喷水彻底冲洗15~30 s,注意:与此同时,医师助理使用吸唾管配合吸出水分,避免处理后的牙面与唾液接触;再将牙体轻吹,此时可见酸蚀过的牙釉质表面应该呈现白垩色。若是氟斑牙,可将酸蚀时间延长至2 min以内。

3)涂布黏合剂:用小毛刷蘸取黏合剂涂布在酸蚀过的釉质表面,气枪轻吹5 s,使黏合剂均匀分布于窝洞内,用光固化灯光照20 s。若为邻面洞,固化前应用聚酯薄膜将牙间接触点用成型片隔开。

4)复合树脂充填(光固化类):取出选定的复合树脂,用光固化刀将适量的材料输送至窝洞最深处、堆塑成形。对于邻面洞选好长度和宽度适合的聚酯薄膜成形片,置于两牙间,牙间隙内若有空隙则插入小楔子。用光敏灯照40~60 s(根据不同厂家树脂说明书要求进行调整)。操作时,应注意光固化灯距离和光固化时间。光固化灯光引导头应尽量接近材料表面。复合树脂厚度不能超过3 mm,如超过此厚度,应将复合树脂分层充填、分层固化。因为蓝光射线会损害眼睛视网膜,医师应使用黄色护目镜保护眼睛。树脂完全固化后,移去聚酯薄膜(成形片夹)和楔子。

5)修整抛光:唇面一般用火焰形金刚砂精修钻除去唇面多余复合树脂,𬌗面调整时,嘱患者咬住咬合纸并做下颌运动,观察其咬合情况。最后依次用粗、细砂片打磨,橡皮轮或细绒轮蘸抛光膏对牙面进行抛光。要注意少次多磨,避免磨除量过多。

(三)术后的临床护理

术后嘱患者一周内勿用患侧牙咀嚼硬物,若有咬合异常或疼痛不适,及时复诊。复合树脂材料有一定磨损性,告知患者间隔半年或一年进行复诊检查。

【实训报告与评分】

1.评定学生对粘接修复术操作步骤的掌握情况。

2.评定学生写出的粘接修复术记录。

【评分标准】

考核项目及评分标准见表1-9-1。

表1-9-1　考核项目及评分标准

序号	考核内容	考核要点	分值	评分标准	得分
1	比色	用比色板比色参照邻牙	10	错误扣除此分	
2	牙体预备	釉质的边缘磨成1~3 mm宽的洞斜面	10	错误扣除此分	
3	保护牙髓	盖髓和垫底	10	错误扣除此分	
4	调制复合树脂	调制应在1 min内完成	5	错误扣除此分	
5	隔湿干燥	吹干窝洞,用棉球隔湿	10	错误扣除此分	

续表

序号	考核内容	考核要点	分值	评分标准	得分
6	酸蚀	用小棉棒涂布 40 s	10	错误扣除此分	
7	涂布黏合剂	均匀涂布在窝洞中，用气枪吹均匀，光照 20 s	10	错误扣除此分	
8	充填	将材料分次填入窝洞，分层固化	10	错误扣除此分	
		固化灯工作端距充填材料应为 2~5 mm	5	错误扣除此分	
		医师应使用护目镜保护眼睛	5	错误扣除此分	
		邻面洞用成形夹片	10	错误扣除此分	
9	修整	调𬌗抛光	5	错误扣除此分	
合计			100	得分合计	

注：本项目分值为 100 分，操作时间为 30 min

六、注意事项

1.严格掌握适应证和禁忌证。

(1)复合树脂充填术适应证。

本方法适用于大部分患牙情况，若有特殊情况则酌情处理。

1)前牙Ⅰ、Ⅲ、Ⅳ类洞的修复。

2)窝沟封闭或预防性树脂修复。

3)后牙Ⅰ、Ⅱ类洞，承受咬合力小者。

4)形态和色泽异常牙的美容修复。

5)冠修复前的牙体充填。

6)暂时性修复体。

7)牙周夹板。

(2)复合树脂修复手术的禁忌证。

1)患牙已出现牙髓病变不能进行充填修复者。

2)深度磨耗或磨牙症患者。

3)不能有效隔湿治疗区者。

4)修复体延伸到根面者。

5)严重的牙周病变，牙槽骨萎缩，有深牙周袋，牙齿已显著松动，牙周支持组织过少者。

6)牙齿严重缺损不能修复者。

7)患者本身对所用材料过敏者。

8)全身健康状况不良，患者有严重的全身疾病，如严重高血压、白血病、血友病、重度贫血、心内膜炎、风湿性心脏病、肾炎、有出血倾向疾病等，不宜施行该手术者。

9)患牙附近有重要的解剖结构，如上颌窦、下牙槽神经等，有损伤危险或可能带来严重后果者。

2.使用器械要有稳固的支点，并且要仔细观察，以防磨除过多或损伤邻近组织。

3.修复过程中对于光固化材料的操作时间要求。

(1)酸蚀后的牙面呈白垩状，在涂布釉质黏合剂前严禁污染，例如唾液、手指触摸、喷水中混油等污染。如发生了污染，须重新酸蚀。操作应规范严格，避免酸蚀剂落入患者黏膜内，损伤口腔黏膜。

(2)各种光固化材料在使用后应立即加盖，干燥、低温、避光保存。流动性复合树脂黏度较小，应用时易充填较小的窝洞及倒凹；可压实复合树脂含有较多的无机填料，充填时具有一定的可压实性，易塑形，且塑形后不易塌陷，容易形成接触点，操作性能好。

(3)各类光固化材料及酸蚀剂、黏合剂及光固化时间应根据厂家说明书要求进行合理调整。

(4)光固化时，术者必须用黄色避光镜片，避免用眼睛直视造成视网膜受损。

(5)充填后牙Ⅱ类洞时，应安装好成形片夹和楔子，不可形成悬突。

4.及时告知患者修复后的注意事项。

5.要求学生实习时，操作中树立“爱伤观点”。

6.操作时，自始至终采用正确体位，用口镜反光和反射术野的情况。

七、要点提示

复合树脂充填过程中患牙必须保证是干燥状态，能否成功隔湿是粘接修复能否成功的一个关键因素。对于龋洞深且大的患牙，一定要分层充填、分层固化、层层紧实。

八、知识问答

1.简述复合树脂充填术适应证及禁忌证。

2.简述进行酸蚀牙面时的注意要点。

（何喜婷）

实训十　盖髓术

一、实训目标

1.掌握　盖髓术适应证、禁忌证、适用人群和盖髓术的盖髓原理。

2.熟悉 辨认盖髓术需用器械及其用法。

3.了解 盖髓术的步骤和操作要点。

二、实训用品

一次性器械盘、口镜、探针和镊子、冲洗器、5 mL 注射器、涡轮手机、裂钻、超声器械、充填器、调拌刀、玻璃板、生理盐水、玻璃离子水门汀粉和液、盖髓剂、仿头模(每2名同学一组)。

三、模拟场景

教师在仿真头模上做盖髓术的示教。

四、学习方法

1.学习认识盖髓术需用的器械。

2.学生完成盖髓术的操作并记录。

五、盖髓术的分类

(一)直接盖髓术

直接盖髓术是用药物直接覆盖在较小的意外穿髓孔处,以保存牙髓活力的一种治疗方法。

适应证:

1.机械性或外伤性意外穿髓,穿髓孔直径不超过 0.5 mm 的恒牙。

2.根尖孔尚未形成,因机械性或外伤性露髓的年轻恒牙。

(二)间接盖髓术

间接盖髓术是将盖髓剂覆盖在接近牙髓的洞底上,以保存活髓的方法。其主要用于治疗无牙髓炎临床表现的深龋及可复性牙髓炎的患牙。

适应证:

1.深龋、外伤近髓的患牙。

2.深龋引起的可复性牙髓炎。

3.去净腐质却难以判断是可复性牙髓炎还是慢性牙髓炎时的诊断性治疗。

六、操作步骤及评分

【操作步骤】

(一)术前准备

(1)临床上准备进行盖髓术的患牙应已具备盖髓术的适应证,术前准备包括相关患牙的 X 射线片、盖髓剂等必要材料。

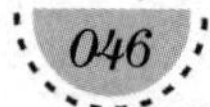

(2)术者常规洗手、戴手套。

(3)检查器械齐全并严格消毒。

(二)手术步骤

1.直接盖髓术

(1)局部麻醉:用2%利多卡因或阿替卡因在患牙唇侧近根尖处进行局部浸润麻醉。

(2)制备洞形:清除龋坏组织,对于机械性或外伤性引起的牙髓暴露的患牙,应在局麻下制备洞形。对于深龋近髓的患牙,可以在局麻下以球钻或挖匙依次去除洞壁或洞底的龋坏组织,最后清除近牙髓处的软龋。

(3)放置盖髓剂:用生理盐水缓慢冲洗窝洞,严密隔湿下用消毒棉球拭干窝洞;用氢氧化钙或其他盖髓剂覆盖于暴露的牙髓上,氧化锌丁香油黏合剂封闭窝洞。

(4)疗效观察:1~2 周后无任何症状且牙髓活力正常,可去除大部分暂封剂保留约 1 mm 的氧化锌丁香油黏合剂垫底,再用磷酸锌黏合剂或聚羧酸锌黏合剂做第二层垫底,银汞合金或复合树脂永久充填;1~2 周后,对温度刺激敏感,继续观察 1~2 周,待症状消失后再永久充填;如果出现自发痛夜间痛等症状,应去除充填物,改行根管治疗。

2.间接盖髓术

(1)去腐质:局麻下去除龋坏组织,先用低速球钻去腐质,再用挖匙去除近髓处的腐质,为避免穿髓,可保留少许近髓处的软化牙本质。

(2)消毒:常规隔湿,用丁香油酚或樟脑酚消毒窝洞,再用消毒小棉球擦干窝洞。

(3)放置盖髓剂:在近髓的牙本质上面放置氢氧化钙制剂,再用氧化锌丁香油糊剂暂封窝洞,也可在窝洞内直接暂封氧化锌丁香油糊剂,此称为安抚治疗。

(4)充填:观察 1~2 周,若无任何症状,牙髓活力正常,则去除大部分暂封剂,保留厚度 1 mm 的氧化锌丁香油黏合剂,再用磷酸锌黏合剂或玻璃离子黏合剂做第二层垫底,最后用银汞合金或复合树脂永久充填。若须保留少量软龋的龋洞,在 6~8 周后去净软龋,再行双层垫底,永久充填。

(三)术后的临床护理

1.预后与转归　盖髓术能否成功与适应证的选择、操作时对牙髓的创伤及污染程度密切相关。选择适应证时,必须对病变的程度、患者年龄以及全身健康状况等做出正确判断。

影响盖髓术预后的因素有年龄,牙髓组织受刺激的经历,暴露的类型、部位、范围大小、时间,术中和术后的感染及全身因素等。

盖髓治疗后牙髓组织的转归可分两方面:经直接盖髓后,在露髓孔处血凝块形成,其下方的牙髓组织充血,出现暂时性炎症反应,随后炎症消退,血块机化,下方成牙本质细胞样细胞形成修复性牙本质,封闭穿髓孔,这种修复往往在术后 2 个月左右完成。

经间接盖髓后,成牙本质细胞层及其附近原来的充血逐渐缓解,而且很快形成修复性牙本质;经过盖髓治疗的牙齿,不论在治疗前是否已存在牙髓炎症,牙髓组织内残留的毒性残物都可以引起慢性炎症反应,出现疼痛症状,甚至发展为慢性牙髓炎,同时临床上也表现为慢性牙髓炎的疼痛症状。有的病例可以转化为肉芽组织,因循环障碍引起内吸收。有的患牙牙髓发生退行性变,或有大量矿物质沉积于牙髓中。发展为慢性牙髓炎、牙内吸收、牙髓纤维性变、渐进性坏死等提示盖髓术失败。

2.失败及处理

(1)将慢性牙髓炎、牙髓坏死、牙髓钙化、牙内吸收等误诊为可复性牙髓炎造成治疗失败,导致术后出现疼痛或疼痛加剧者,应重新检查诊断并治疗。

(2)发展为不可复性牙髓炎:如牙髓症状未缓解,发展为慢性牙髓炎,则应按牙髓炎行根管治疗处理。

(3)腐质未去净:对根尖孔尚未形成的年轻恒牙,龋坏未去净,造成继发牙髓感染,导致直接盖髓术后出现疼痛症状,可试行活髓切断术。

【实训报告与评分】

1.评定学生对盖髓术适应证的掌握情况。

2.评定学生写出盖髓术的步骤记录。

【评分标准】

考核项目及评分标准见表1-10-1。

表1-10-1　评分标准

序号	考核内容	考核要点	分值	评分标准	得分
1	盖髓	制备近髓窝洞,辨清近髓或穿髓区	20	错误扣除此分	
		隔湿并清洁、干燥窝洞	20	错误扣除此分	
		调制氢氧化钙糊剂	20	错误扣除此分	
		用探针蘸适量氢氧化钙糊剂涂敷于近髓或穿髓区	20	错误扣除此分	
		ZOE(氧比锌丁香酚水门汀)糊剂暂封窝洞	20	错误扣除此分	
合计			100	得分合计	

七、注意事项

1.干燥窝洞时,勿用强压缩空气吹干,以避免刺激牙髓组织。

2.在放置盖髓剂和暂封充填材料时,勿向髓腔内施过重压力。

3.在观察期间若症状加重,应及时复诊,以便改用适当的疗法。

4.若观察期满仍有敏感症状，应再更换盖髓剂，暂封，继续观察。
5.使用器械要有稳固的支点，并且要仔细观察，以防磨除过多或损伤邻近组织。
6.要求学生实训时，操作中树立“爱伤观点”。
7.操作时，自始至终采用正确体位，用口镜反光和反射术野的情况。

八、要点提示

盖髓术中所用的药物为盖髓剂。盖髓剂应具备以下性能。
1.有良好的生物相容性，对牙髓无刺激和无毒性。
2.有促进牙髓组织修复再生的能力。
3.有较强的杀菌、抑菌能力和渗透作用。
4.药效稳定而持久，使用方便。
至今，现有的盖髓剂尚不能同时满足这些条件，氢氧化钙是目前首选的盖髓剂。

九、知识问答

简述直接盖髓术和间接盖髓术适应证。

（曹艳艳）

实训十一　活髓切断术

一、实训目标

1.能够在牙上进行活髓切断术。
2.正确使用盖髓剂，正确判断牙髓状态，正确使用器械。

二、实训用品

口腔头模、一次性口腔器械盒、离体牙、挖匙、氢氧化钙、小棉球、高速手机、4～6 号球钻、玻璃板、生理盐水、5 mL 注射器、调拌刀、聚羧酸锌水门汀、玻璃离子水门汀、充填器。

三、模拟场景

教师在仿真头模上做离体牙活髓切断术。

四、学习方法

1.学习掌握活髓切断术的操作方法。

2.学生完成活髓切断术的操作并记录。

五、活髓切断术适应证

年轻恒牙的穿髓孔直径大于0.5 mm或炎症组织局限在冠髓组织者均适合做活髓切断术。

1.深龋治疗过程中意外穿髓或冠髓已感染。

2.机械性或外伤性露髓或冠髓已感染。

3.可疑慢性局限性牙髓炎，但无临床症状。

六、活髓切断术原理

活髓切断术是指冠髓炎时切除炎症牙髓组织，将盖髓剂放置在牙髓断面上，保留正常的牙髓组织，使之继续发挥生理功能，并促进牙根部继续发育的一种治疗方法。

七、操作步骤

（一）术前准备

（1）患者的常规检查，相关患牙X线检查排除根尖病变及根吸收。

（2）术者常规洗手、戴手套，做好无菌操作准备。

（3）检查器械是否齐全，并严格消毒。

（4）与患者做好沟通及术后注意事项。

（二）手术步骤

1.麻醉术　按牙位用相应的麻醉术。

2.除净腐质　用锐利挖匙或大球钻去净龋洞内腐质，并以3%过氧化氢清洗窝洞。

3.隔湿、消毒　橡皮障或消毒纱卷和排唾器隔湿，2%碘酊棉球消毒牙面，75%酒精棉球窝洞消毒，棉球擦干窝洞。

4.揭髓室顶　消毒的锐利裂钻或小球钻除去髓室顶，暴露髓室。

5.切除冠髓、止血　用消毒的锐利挖匙在齐根管口处将冠髓切断，棉球压迫止血。如出血较多，可用小棉球蘸0.1%肾上腺素置根管口牙髓断面上止血。

6.放盖髓剂　将适量盖髓剂敷于牙髓断面上与髓室底部，其厚度约1 mm。

7.暂封窝洞　最后用氧化锌丁香油糊暂封剂暂封窝洞。

8.永久充填　术后2周无症状，则保留深层暂封剂，聚羧酸锌水门汀黏合剂垫底后永久充填。

（三）预后和转归

活髓切断术成功的关键是适应证和盖髓剂的选择及术中防创伤和感染。此手术的预后与患者年龄、牙位、病变程度均有关系。牙髓炎症局限在冠髓的年轻恒牙，较易成功。术后如出现急性或慢性牙髓炎的临床表现，则应改行根管治疗术。

活髓切断术后，牙髓断面处近期出现急性炎症反应或表层坏死。随着时间的增加可出现3种组织变化：①断面出现牙本质桥，将根管口封闭，根髓保持正常活力；②断面形成不规则钙化物，形成不规则牙本质；③根髓已形成慢性炎症、牙内吸收或牙髓坏死。故应在术后2~4年内定期复查。活髓切断术后，牙根发育一旦完成，应再行牙髓摘除术治疗。

（四）治疗失败及处理

1.根髓感染　因未严格执行无菌操作，唾液或器械污染创面，造成根髓感染并出现急性或慢性牙髓炎、牙髓坏死，甚至导致根尖周炎。应改行牙髓治疗或根管治疗术。

2.髓室穿通　因不熟悉髓腔解剖、钻磨方向不正确等原因造成髓室穿通。临床上术者揭髓室顶时突感落空感，并伴有局部异常出血，探查穿通部位或插入牙胶尖拍X射线片即可确诊。髓室底穿孔可将氢氧化钙或MTA（三氧化矿物凝聚体）覆盖在髓室底穿通处，侧壁穿通用永久性材料充填。若髓室穿通太大难以修复，则需考虑拔除患牙。

【实训报告与评分】

1.评定学生对活髓切断术适应证的掌握情况。
2.评定学生对活髓切断术操作细节的熟练情况。

【评分标准】

考核项目及评分标准见表1-11-1。

表1-11-1　考核项目及评分标准

序号	考核内容	考核要点	分值	评分标准	得分
1	术前准备	选择正确盖髓剂	20	选择正确盖髓剂及器械；操作错误扣除此分	
		除净腐质	30	用锐利挖匙或大球钻除净龋洞内腐质，并以3%过氧化氢液清洗窝洞	
2	手术步骤	麻醉	10	按牙位用相应的麻醉术，操作错误扣除此分	
3	台面整理	器械的洗涤和整理	20	未出此操作扣除此分	
		台面整洁	5	未出此操作扣除此分	
4	着装情况	白大衣整洁，符合个人卫生要求	15	未穿白大衣或个人卫生较差者扣除此分	
合计			100	得分合计	

八、注意事项

1.术中及术后注意事项。

(1)去除冠髓时应选择锋利器械,动作轻柔,避免损伤剩余牙髓及牵拉根髓。

(2)术中不能使用三用枪进行冲洗,吹干,减少对牙髓的刺激,杜绝高压气枪管道来源的感染。

(3)止血后在牙髓断面未形成血凝块之前立即覆盖盖髓剂,轻压时动作轻柔,不要加压,以免盖髓剂渗入根髓。

(4)预防微渗漏是活髓切断术的成功关键,所以建议预成冠。

(5)术后两周复诊,无症状时永久充填,有牙髓炎症状要做牙髓摘除术。

2.学生操作注意事项。

(1)使用器械要有稳固的支点,并且要仔细观察,以防磨除过多或损伤邻近组织。

(2)要求学生实训时,操作中树立“爱伤观点”。

(3)操作时,自始至终采用正确体位,用口镜反光和反射术野的情况。

(4)严格无菌操作。

九、要点提示

1.开髓、揭髓顶:用4~6号球钻开髓,揭髓室顶时,应注意钻针与髓室底间的距离。

2.切除冠髓:在喷水冷却下将冠髓从根管口下1 mm处整齐切断。

十、知识问答

简述活髓切断术适应证。

(曹艳艳)

实训十二　根管治疗术

一、实训目标

1.掌握　根管治疗术的适应证和原理。

2.熟悉　辨认根管治疗术需用器械。

3.了解　根管治疗术步骤及其要点。

二、实训内容

1.复习根管治疗的原理和适应证。

2.复习根管治疗的程序和各步骤的目的、完成时机与应达标准。

3.分别在 1 颗前牙、1 颗上前磨牙和 1 颗磨牙上完成根管治疗术，术后拍摄 X 射线片。

4.评定 X 射线片上根管充填的情况。

5.完成实训报告。

三、模拟场景

教师在仿真头模上做根管治疗的示教。

四、学习方法

1.学习认识根管治疗术需用器械。

2.学生完成根管治疗术的操作并记录。

五、根管治疗适应证

1.牙髓炎：龋齿继续发展，细菌侵入髓腔感染牙髓，引发牙髓炎，需要根管治疗。

2.根尖周炎：牙髓受细菌感染后，炎症会通过根尖孔向外扩散，引起牙根尖周围组织发炎，根管治疗可使根尖炎症消退。

3.牙髓外露：外伤等导致牙折，牙髓外露。

4.其他：有些修复治疗、牙周手术等，也需要摘除牙髓，进行根管治疗。

六、操作步骤及评分

【操作步骤】

（一）术前准备

（1）临床上准备进行根管治疗的患牙应已具备根管治疗的适应证，术前准备包括相关患牙的 X 射线片、根管冲洗剂等必要材料。

（2）术者常规洗手、戴手套。

（3）检查器械是否齐备并严格消毒。

（二）手术步骤

1.进入髓腔　见开髓术。

2.髓腔的冠部预备

（1）修整髓室壁，形成直线通路：可用安全钻针、长柄球钻、G 钻、P 钻向外提拉磨除牙本质领，建立器械进入根管的直线通路。

(2)定位根管口，建立根管通路：根管口呈漏斗状，可以用探针探查根管，可以卡住探针，也可以循髓室底灰黑的暗线寻找根管口，选用K锉(08#、10#、15#)，预弯尖端部分2~3 cm；为了探明根管的分布、走向以及根管的情况，可以将锉自根管口以90°~180°轻微往返旋转进入根管内；在其进入根管时，可以使用EDTA(乙二胺四乙酸)，不要向根管方向施压，要用大量冲洗液冲洗。

3.根管预备

(1)拔髓及根管处理：根据根管的粗细，选取合适的拔髓针，从根管口插入根管，直达根尖部，顺时针180°拔出成条的牙髓。需要注意的是：当拔髓针在根管内遇到阻力时必须后退，换用小号根管锉或者拔髓针，拔髓针旋转的角度不可过大，以防针被根管壁卡住，稍微一旋转就使拔髓针折断难以取出，增大难度。

(2)清理根管内的感染物质分解牙髓：用冲洗器将根管冲洗液滴入髓腔内，根据根管的粗细选择不同型号的根管锉，从根管口插入根管，依次达到根管的冠1/3、中1/3和尖1/3处，提拉冲洗，可见有碎屑出现，反复此动作，直到出来的冲洗剂清澈无碎屑，注意：禁止根管锉第一次就插到根尖孔，以防将感染物推出根尖孔。

(3)根管成形：主要有逐步后退技术和逐步深入技术以及根向技术。

1)逐步后退技术是我们需要掌握的基本方法，可用于直根管的预备及轻中度的弯曲根管，具体步骤如下。

确定根管长度，主要方法有三种：①X射线片拍摄；②指感法：在没有条件拍摄X射线片时，可选用细的扩大器插入根管，以手指感觉器械到达根尖部有轻微阻力后，固定止动片，取出器械测量根管内实测的根管长度；③电测法：使用根管测量仪按照说明书的步骤进行测量。

2)选择初尖锉：初尖锉是指自然地从根管口直达工作长度，常选择10号或15号锉，并用它测量根管的工作长度，在根管狭窄部有轻微的阻力且不能穿出根尖孔的锉。

3)根尖部预备：从初尖锉开始依次将根管尖部预备到比初尖锉大3号，每支锉均达工作长度，每更换一次器械型号，用大约2 mL冲洗剂冲洗一次根管，并用前一器械回锉。

4)根中部预备：预备到主尖锉后，每增大一号器械，器械进入根管的长度较原工作长度减少1 mm，退3~4步。每更换一次器械型号，都要用主尖锉回锉和冲洗。

5)根管冠部预备：预备根管预备的中上部可以选用G钻，使用1~3号G钻，每换用大一号的G钻，操作长度减少2 mm左右，并用主尖锉回锉和冲洗，使根管通畅、管壁平滑。

6)根管冲洗：根管预备过程中及预备完成后均需要大量的消毒液冲洗根管，将根管内的碎屑及感染物冲出根管。冲洗液可选用1%~2%的次氯酸钠、3%过氧化氢溶液，还可用17%的EDTA去除玷污层。

4.根管消毒　隔离口水，用消毒的棉捻将根管内的液体吸出并干燥根管，用光滑髓针松卷棉捻，浸药后放置根管内，抽出光滑髓针，让药捻留置在根管内，用氧化锌丁香油糊剂封闭开髓窝洞，一般根管消毒封药时间为1~2周。

5.根管充填　根管充填方法主要有冷侧方加压法和热垂直加压法两大类，其中冷侧方加压法是需要我们掌握的最基本的充填技术，操作步骤如下。

(1)隔湿并用吸潮纸尖或消毒棉捻干燥根管。

(2)根据根管操作长度和主尖锉的大小选择合适的主牙胶尖，主牙胶尖在根管内能到达操作长度或稍短0.5 mm。

(3)选择侧压器，其插入主尖和根管壁之间的理想深度比工作长度少0~1 mm，应能较轻松到达工作长度。

(4)调制根管封闭剂并充填：将适量氧化锌和丁香油用调和刀调成均匀细致的糊剂。

(5)侧方加压充填牙胶尖：将已消毒及标记好的主牙胶尖尖端蘸上根管封闭剂，缓慢插入，向侧方和冠方排出气泡，不能将封闭剂挤出根管，沿主牙胶尖一侧插入侧压器标记长度，将相应副牙胶类插入至侧压器进入长度，反复进行侧方加压，加入相应副手胶尖，直至侧压器只能进入根管口2~3 mm。

(6)冠部封闭：将充填器烧热，在齐根管口的位置烧断牙胶尖，在根管口向根尖方向做垂直加压，使牙胶尖与根管壁密贴，最后用暂封剂暂封窝洞。

(7)拍摄X射线片查看充填是否完整。

(三)术后的临床护理

1.预后与转归　根管治疗术能否成功与适应证的选择、操作时对牙髓的创伤及污染程度密切相关。选择适应证时，必须根据病变的程度、患者年龄以及全身健康状况等做出正确判断。

无菌操作不当、根管预备不当、冠渗漏及根管内感染都是导致根管治疗失败的原因，在操作的过程中，在预备髓腔入口时，髓腔入口大小要适当，髓室暴露不足会导致根管遗漏、器械折断、残髓存留，髓腔入口过大较容易发生髓室穿孔，则需要再治疗。

2.失败及处理

(1)根管清理消毒不彻底导致根管内感染：可采用非手术再治疗。

(2)器械折断超出根尖孔且邻近重要解剖结构：拔除患牙。

【实训报告与评分】

1.评定学生对根管治疗适应证的掌握情况。

2.评定学生写出根管治疗的步骤记录。

【评分标准】

考核项目及评分标准见表1-12-1。

表 1-12-1　考核项目及评分标准

序号	考核内容	考核要点	分值	评分标准	得分
1	根管预备	拔髓	20	用倒钩髓针插入根尖 1/3 处轻捣动,顺时针方向转动,拔出残髓;操作错误扣除此分	
		扩、挫、冲洗根管	30	按照根管工作长度,插入根管扩大针进行根管扩大;扩挫交替;根管冲洗与根管扩大同时进行	
2	根管消毒	暂封	10	根管经预备后取棉捻蘸取消毒药液封入根管内,洞口用氧化锌丁香油糊剂暂封 7 天,操作错误扣除此分	
3	台面整理	器械的洗涤和整理	20	未出此操作扣除此分	
		台面整洁	5	未出此操作扣除此分	
4	着装情况	白大衣整洁,符合个人卫生要求	15	未穿白大衣或个人卫生较差者扣除此分	
合计			100	得分合计	

七、注意事项

1.在清理根管时,一定要清理干净,防止发生根管内感染。

2.在放置根管充填材料时,勿向髓腔内施过重压力。

3.在观察期间若症状加重,应及时复诊,以便改用适当的疗法。

4.根管要经过严格的预备和消毒,在患牙无疼痛或其他不适,根管无异味、无渗出液时才可以进行根管充填。

5.使用器械要有稳固的支点,并且要仔细观察,以防磨除过多或损伤邻近组织。

6.要求学生实训时,操作中树立"爱伤观点"。

7.操作时,自始至终采用正确体位,用口镜反光和反射术野的情况。

八、要点提示

根管充填后均需拍摄 X 射线检查充填效果。

1.适充:根充材料距离根尖≤2 mm,根管充填致密。

2.欠充:根充材料距离根尖 2 mm 以上或根管充填不致密。

3.超充:根充材料超出根尖。

九、知识问答

简述根管治疗术的适应证。

（曹艳艳）

实训十三　手术显微镜在牙髓病治疗中的应用

一、实训目标

1.掌握　手术显微镜下寻找上颌第一磨牙 MB2 根管的方法。

2.熟悉　手术显微镜的结构。

3.了解　手术显微镜的使用及保养方法,手术显微镜下使用超声器械取根管内折断器械的方法,手术显微镜在根尖手术、根管壁侧穿的探查和修补中的作用。

二、实训用品

一次性器械盘、口镜、探针和镊子、冲洗器、5 mL 注射器、涡轮手机、裂钻、超声器械、调和刀、玻璃板、生理盐水、玻璃离子水门汀粉和液、离体牙、根管锉、手术显微镜一台(每 2 名同学一组)。

三、模拟场景

教师在仿真头模上做显微镜下 MB2 的根管治疗。

四、学习方法

1.学习认识手术显微镜的结构、使用及保养方法,以及其在牙髓病治疗中的作用。

2.学生练习操作显微镜焦距调整、图像采集以及镜下目标的定位和口腔科显微器械的使用。

五、操作步骤及评分

【操作步骤】

(一)术前准备

(1)认识手术显微镜的结构。

（2）医生常规洗手、戴手套，准备相关器械并严格消毒。

（3）练习手术显微镜的使用方法。

（4）根据仿真头模的位置调整椅位及医师体位（在进行显微根管治疗时，术者取坐位，头、颈和腰背自然直立，活动范围约位于10点至12点位置，患者取卧位或半卧位，调整患者头位，使口镜与物镜约呈45°角，根据不同的操作区调节相应椅位）。

（5）调节显微镜的焦距及放大倍数，使手术视野清晰、明亮并易于观察。口镜与显微镜主体约呈45°角，并通过反射达到最佳视角。

（6）术前常规拍X射线片了解患牙的根管形态、数目、走向及根尖周病变组织情况及根管内器械分离情况。

（二）操作步骤

1.镜下寻找MB2

（1）拍根尖X射线片（图1-13-1）了解患牙髓腔结构、根管口位置、根管数目和形态及钙化程度等信息，确定开髓洞形，尽可能保存正常的牙体组织。

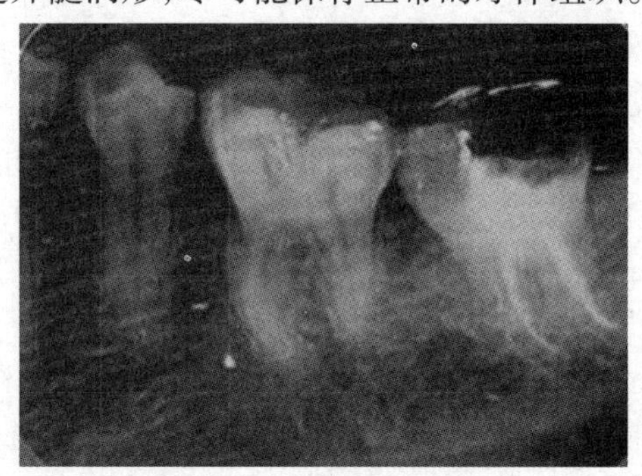

图1-13-1 X射线片拍摄

（2）在离体上颌第一磨牙颌面开髓，进行髓腔的冠部预备，保证各根管的入路为直线通路，冲洗髓室，使各根管口暴露清楚。

（3）镜下运用探针探查室底，寻找定位各根管口。开髓车针揭去髓室顶，修整入口外形，建立根管通路，显微镜下观察和辨认髓室的预备情况。

（4）镜下在近颊根管与腭根管口连线的近中侧，仔细寻找和辨认MB2根管口，找到后用10#K锉进入根管。若10#K锉无法进入根管，则用小球钻或相应型号的超声器械去除根管口的部分牙本质，待器械深入根管口内1~3 mm后，再用小号K锉继续深入根管。去除牙本质时要注意防止在根管壁及根分叉处发生侧穿。

2.镜下取折断器械

（1）制备带有折断器械的单根管牙，如下前牙。

（2）拍X射线片确定根管的走向及器械折断的部位。

（3）镜下寻找、定位折断器械的位置及在根管内的深度。

（4）镜下用小号超声锉（10#或15#）在折断器械的一侧制备旁路，注意应在X射线片上牙本质壁较厚的一侧制备旁路,以免使根管壁过薄或发生侧穿。

(5)调节超声的振动频率及出水量后,镜下将超声锉插入制备好的旁路内超声振动,并在器械周围做逆时针方向运动,使嵌入根管内的折断器械或桩松动并向根管冠方移动,最后用镊子取出折断器械。

(6)拍X射线片检查折断器械是否已经取出。

(三)显微根管治疗术后总结

通过示教或教学资料,了解手术显微镜在根尖外科手术中的作用,如根切断面的检查、侧支根管定位、倒预备形态的检查、倒充填材料的放置等。了解手术显微镜在侧穿的定位及修补、C形根管的诊断,以及在折断检查中的作用。

(四)根管预备并发症的显微处理

1.髓腔穿孔　显微镜下对根管壁穿孔的位置、大小及形态等多个方面进行定位和评估。建立冠方通路后,对发生于髓腔底部、根管冠1/3及中1/3处的穿孔,使用生物活性材料修补。穿孔位于根管根尖1/3的患牙,采用生物活性材料结合根尖屏障技术进行穿孔部位与根尖孔的严密封闭。穿孔范围大、外吸收造成的不规则穿孔或无法使用非手术方法进行修复穿孔,推荐显微手术修补。

2.根管台阶　显微镜下检查台阶上段的根管,确定根管弯曲方向,超声器械适当扩大根管上段,预弯小号手用根管锉辅以根管润滑剂,来回捻动,越过台阶后小幅度上下提拉,扩大和疏通台阶根方的根管,逐渐增大幅度直至根管通畅。其后依次使用后续器械预备根管。

3.根管内分离器械　显微镜下使用G钻或有金刚砂涂层的超声工作尖敞开根管上端,形成能够到达折断器械断面的直线通路。采用超声工作尖围绕折断器械顶端磨除少许牙本质,形成与断针顶端大致平齐的平台,暴露器械断端。超声工作尖环绕折断物以逆时针方式(反螺纹设计的分离器械除外)逐步去除周围牙本质,直至分离器械上部的数毫米游离,折断物受超声振动多会逐渐松动,并自根管内弹出。

【实训报告与评分】

1.评定学生对显微镜基本结构的掌握情况。

2.评定学生对显微镜下寻找MB2的掌握情况。

【评分标准】

考核项目及评分标准见表1-13-1。

表 1-13-1　考核项目及评分标准

序号	考核内容	考核要点	分值	评分标准	得分
1	术前准备	消毒	20	医生常规洗手、戴手套，准备相关器械并严格消毒；操作错误扣除此分	
		正确使用显微镜	30	通过显微镜找到 MB2 根管并熟练操作显微镜	
2	术后处理	取出折断器械	20	严格按照步骤操作，操作错误扣除此分	
5	台面整理	器械准备及整理	10	未出此操作扣除此分	
		台面整洁	5	未出此操作扣除此分	
6	着装情况	白大衣整洁，符合个人卫生要求	15	未穿白大衣或个人卫生较差者扣除此分	
合计			100	得分合计	

六、注意事项

1.严格按照操作规范使用手术显微镜。

2.使用完毕后应注意显微镜的保养及维护。

3.使用结束后应对相应器械消毒，以免发生交叉感染。

七、要点提示

口腔显微镜的使用，给根管治疗带来了很大便利，通过其优良的照明系统以及放大系统，医生能够看到根管内细微的解剖结构，进行难度非常高的精细操作，如寻找根管口、去除钙化物、修补穿孔等，甚至是取出根管内异物，能够提高根管治疗的效率以及质量。对于普通根管治疗，因为显微镜的放大作用以及照明作用，也能够将根管治疗做得更加彻底、更加精细，能够帮助医生更好地为患者做精细化的治疗。

八、知识问答

简述显微镜的基本结构。

（曹艳艳）

实训十四　根尖手术

一、实训目标

1.掌握　根尖手术适应证、禁忌证、适用人群和根尖周病损区愈合原理。
2.熟悉　根尖手术需用器械及其用法。
3.了解　根尖手术的操作步骤和技术要点。

二、实训用品

根尖手术包:检查盘、口镜、探针和镊子(图1-14-1)、刀柄、刀片、手术剪、持针器、骨膜分离器、骨凿、大小挖匙、冲洗器、5 mL注射器、缝针、缝线、涡轮手机、裂钻、超声器械、充填器、调和刀、玻璃板、敷料、生理盐水、玻璃离子水门汀粉和液、10%甲醛、仿头模(每2名同学一组)。

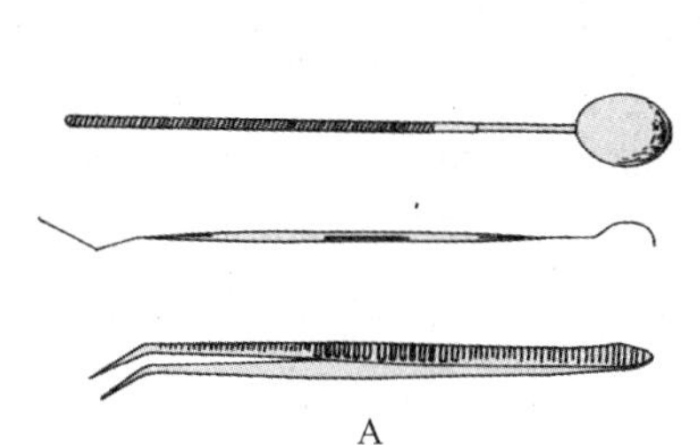

A

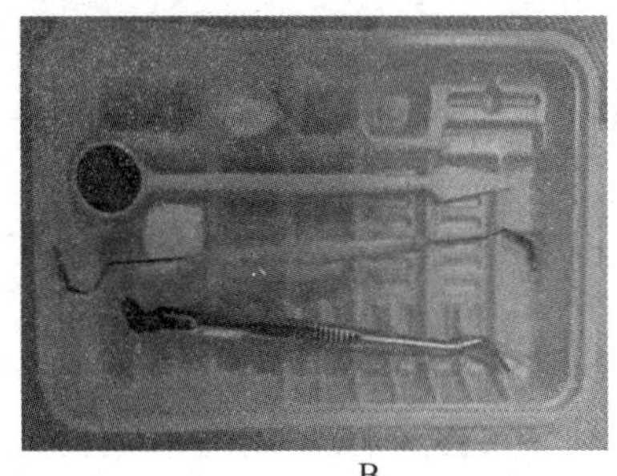

B

图1-14-1　口腔检查基本器械

三、模拟场景

教师在仿真头模上做前牙根尖手术的示教。

四、学习方法

1.学习认识根尖手术需用器械。
2.学生完成根尖手术的操作并记录。

五、操作步骤及评分

【操作步骤】

(一)术前准备

(1)临床上准备进行手术的患牙应已完成根管治疗,术前准备包括:患者的全身情况

检查,如血常规,出、凝血时间,肝功和 HIV 检查,当日体温等,以及相关患牙的 X 射线片。

(2)术者常规洗手、戴手套。

(3)检查手术器械是否齐备并严格消毒。

(二)手术步骤

1.局部麻醉　用 2%利多卡因或阿替卡因在手术患牙唇侧近根尖处进行局部浸润麻醉。

2.切口　根据患牙的部位、数量可分别选做弧形、角形和梯形切口。

3.翻瓣　用骨膜分离器循切口进入,从切口一侧开始翻瓣,翻瓣后用牵引器牵开黏骨膜瓣。

4.去骨　翻瓣后,确定患牙根尖在牙槽骨中的位置。上、下颌切牙区骨壁较薄的地方,患牙根尖区的皮质骨通常已被破坏;骨板较厚的地方,可以先用去骨钻或高速球钻去除近根尖处牙根根面上的骨质,直至根面暴露,然后沿牙根走向去骨直到根尖暴露。

5.搔刮根尖　适当扩大骨窗的面积后,用刮匙贴骨壁刮出根尖周病变组织。刮出的病变组织置于 10%甲醛溶液中进行组织病理学检查。

6.切除根尖　用裂钻或金刚砂钻切除根尖大约 3 mm,传统的根尖手术通常将根尖断面制备成与牙体长轴成 45°角的斜面,有可能导致根尖微渗漏和根尖舌侧的侧支根管遗漏。

7.倒预备根管　用超声工作尖在牙根尖端断面上的根管口处进行窝洞预备,预备的深度一般为 3 mm。

8.倒充填根管　用玻璃离子黏合剂充填预备好的窝洞。加压使之与根管壁紧密接触,待凝固后,去除根面上多余的充填材料,抛光充填物。

9.复位缝合　去除残余的充填材料和碎骨片,用生理盐水冲洗术区,检查干净后,用小挖匙刮骨壁,使鲜血充满骨腔;再将瓣复位,然后缝合伤口。缝合后,注意用组织镊将缝合的两侧切口对齐。

(三)术后的临床护理

用绷带和棉卷轻压术区以减少组织肿胀和瘀血。术后疼痛一般较轻,可服用止痛药物如吲哚美辛(消炎痛)、阿司匹林等。嘱患者保持口腔清洁,可用氯已定溶液漱口,每日 3 次。一般在术后 5~7 天拆线。

【实训报告与评分】

1.评定学生对根尖手术适应证的掌握情况。

2.评定学生写出的根尖手术的手术记录。

【评分标准】

考核项目及评分标准见表 1-14-1。

表 1-14-1　考核项目及评分标准

序号	考核内容	考核要点		分值	评分标准	得分
1	患者准备	根管治疗完成		4	未做到扣除此分	
		全身情况检查	血常规	2	未做到扣除此分	
			出、凝血时间	2	未做到扣除此分	
			传染病项目	2	按完成情况给分	
			体温、心率、血压等	2	按完成情况给分	
			相关患牙的 X 线片，CBCT(锥形束计算机断层扫描)等检查	2	按完成情况给分	
2	术者准备七步洗手法	洗手前	剪指甲，清理甲垢	4	未做到扣除此分	
			流动水洗手，使双手充分浸湿	2	未做到扣除此分	
			取适量肥皂或者皂液	2	未做到扣除此分	
			均匀涂抹至整个手掌、手背、手指和指缝	2	未做到扣除此分	
		第一步	掌心相对，手指并拢，相互揉搓	5	未做到扣除此分	
		第二步	手心对手背沿指缝相互揉搓，交换进行	5	未做到扣除此分	
		第三步	掌心相对，双手交叉指缝相互揉搓	5	未做到扣除此分	
		第四步	弯曲手指使关节在另一手掌心旋转揉搓，交换进行	5	未做到扣除此分	
		第五步	右手握住左手大拇指旋转揉搓，交换进行	5	未做到扣除此分	
		第六步	将五个手指尖并拢放在另一手掌心旋转揉搓，交换进行。	5	未做到扣除此分	
		洗手后	冲洗皂液，擦干手	2	未做到扣除此分	
			洗手时间大于 15 秒	4	未做到扣除此分	
3	器械准备	辨认根尖手术需用器械		10	按完成情况给分	
4	提问	根尖手术适应证		15	按完成情况给分	
		根尖手术禁忌证		15	按完成情况给分	
合计				100	得分合计	

六、注意事项

1.严格掌握根尖周手术的适应证和禁忌证。

(1)根尖周手术适应证:本方法适用于不能用常规方法进行根管治疗术的病例,一般只用于前牙、前磨牙,磨牙可视解剖情况酌情处理。

1)根管治疗失败而无法除去根管充填材料或已做桩冠。

2)因无法取出的折断器械、根管桩等阻碍物,不能进行根管再治疗者。

3)折断器械超出根尖孔或充填材料过度超充(图 1-14-2),导致有临床症状或根尖病变不愈者。

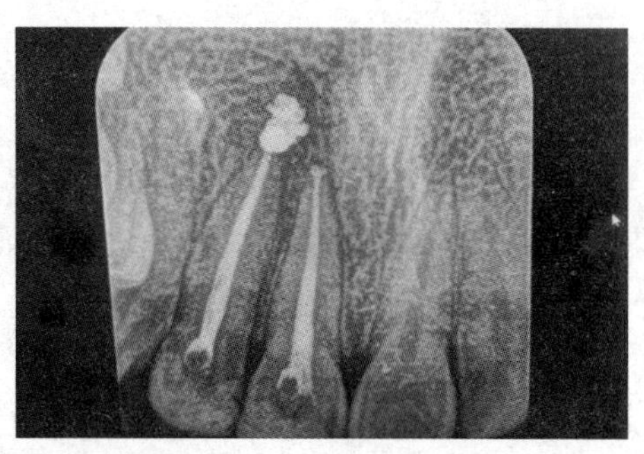

图 1-14-2 根管材料超填

4)根管过度弯曲、狭窄;根管器械折断在根管内,严重钙化堵塞不通;非手术根管治疗无法预备成形及进行严密的三维充填者。

5)由医源性或是牙根内外吸收引起的根管大面积侧穿者。

6)根尖骨质破坏,非手术治疗难以治愈者。

7)根折伴有根尖断端移位的死髓牙。

8)根管治疗反复失败,症状持续存在者。

(2)根尖周手术的禁忌证。

1)急性根尖周炎或急性颌骨骨髓炎,急性期禁止。

2)严重的牙周病变,牙槽骨萎缩,有深牙周袋,牙齿已显著松动,牙周支持组织过少,牙齿已显著松动者。

3)牙齿严重缺损不能修复者。

4)估计手术后牙齿的支持组织不足以稳定该牙者。

5)根管穿通在根尖 1/3 以外部位者。

6)全身健康状况不良,患者有严重的全身疾病,如严重高血压、白血病、血友病、重度贫血、心内膜炎、风湿性心脏病、肾炎、有出血倾向疾病等,不宜施行该手术者。

7)患牙附近有重要的解剖结构,如上颌窦、下牙槽神经等,有损伤危险或可能带来严重后果者。

2.使用器械要有稳固的支点,并且要仔细观察,以防磨除过多或损伤邻近组织。

3.要求学生实训时，操作中树立“爱伤观念”。

4.操作时，自始至终采用正确体位，用口镜反光和反射术野的情况。

七、要点提示

切除根尖：用裂钻或金刚砂钻切除根尖大约 3 mm，传统的根尖手术通常将根尖断面制备成与牙体长轴呈 45°角的斜面，有可能导致根尖微渗漏和根尖舌侧的侧支根管遗漏。

八、知识问答

1.简述根尖手术适应证。

2.简述根尖手术禁忌证。

（郝瑞　石珍）

实训十五　超声洁治术

一、实训目标

1.掌握　超声洁治术的操作方式。

2.熟悉　超声洁治术的禁忌证、适应证人群及注意事项。

3.了解　超声洁治术的工作原理及构造。

二、实训用品

一次性器械盒、洁牙机工作尖（图 1-15-1）、超声波洁牙机柄、低速手机、抛光刷（图 1-15-2，图 1-15-3）、抛光膏、吸唾管、碘甘油。

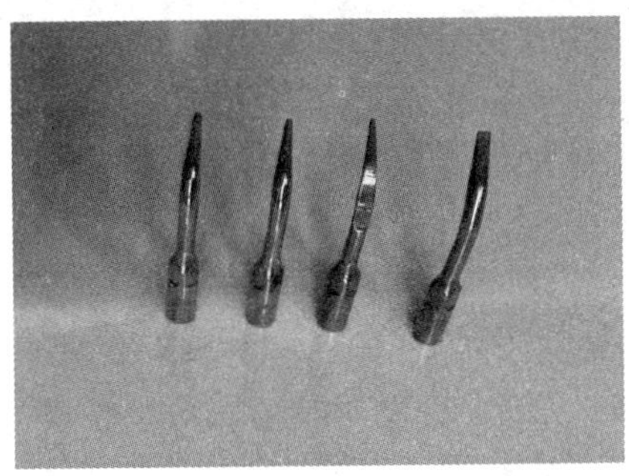

图 1-15-1　超声波洁牙机工作尖

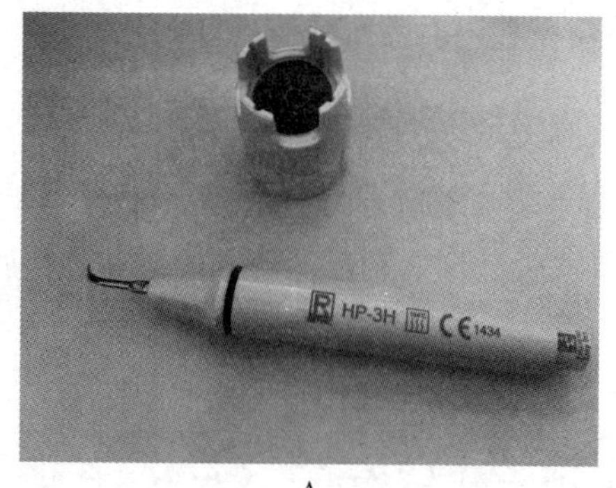

A

图 1-15-2　超声波洁牙机柄

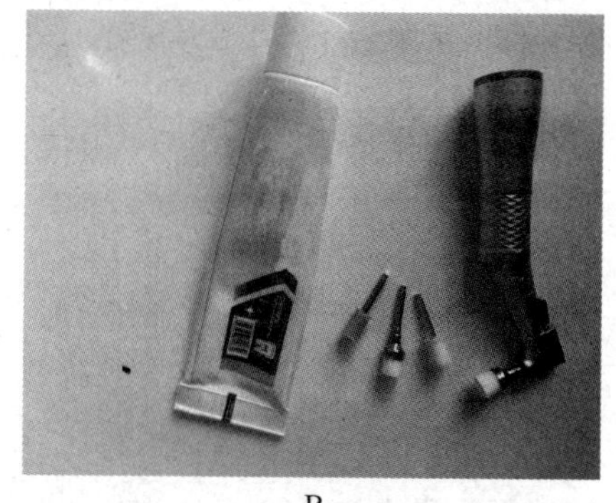

B

图 1-15-3　低速手机抛光膏

三、模拟场景

教师在仿头模上进行口内超声洁治术的示教。

四、学习方法

1.利用超声洁治术掌握口镜的使用。

2.学生互相进行超声洁治术的操作。

五、操作步骤及评分

【操作步骤】

（一）术前准备

（1）术前准备包括：调整灯光、椅位，患者的全身情况检查，如血常规，出、凝血时间，肝功能和 HIV 检查等，是否有传染性、血液性疾病，询问是否带有心脏起搏器。

（2）术者常规洗手，戴手套、防护面罩、眼罩等。

（3）检查术中所用器械并进行严格消毒。

（二）手术步骤

1.含漱　用含漱液 3%过氧化氢或者 0.12%的氯己定液含漱一分钟，然后用清水漱口。

2.调节频率　先调节功率，功率大小应根据牙石厚薄而定，操作过程中功率不宜过大，过大易使患者感到不适，也易对牙面造成损伤。一般踩下脚踏开关后见工作头有水雾喷溅，说明超声振动已调试完毕。在操作时要保持工作尖端一直处于冷水喷雾状态，以达到冷却工作尖的作用。

3.清洗　以握笔式或改良握笔式握持器械，用无名指在口内或口外寻找支点，将工作头的前端部分轻轻以与牙面平行或<15°角接触牙石的下方来回移动（图 1-15-4），利用超声振动击碎并振落牙石。过大的功率会造成牙面的损伤，调到适宜功率即可。在去除大而坚硬的龈上牙石时，可采用分割手法，即先用工作头将大块牙石分割成数块而使其碎落，或将工作头置于牙石与牙面结合处边缘震动，从而使牙石与牙面分离碎裂。应施用很轻的力量，将工作头来回移动的手法。切忌将工作头垂直对着牙面和结石，这样会造成牙齿表面的损伤。一定要用工作尖端的侧缘接触牙石和牙面。在洁治的过程中按照一定的顺序进行操作，避免出现遗漏。

4.检查　洁治完成后应仔细用探针检查有无遗漏，对于一些细小的或邻面的牙石应以手用洁治器械来洁治干净。

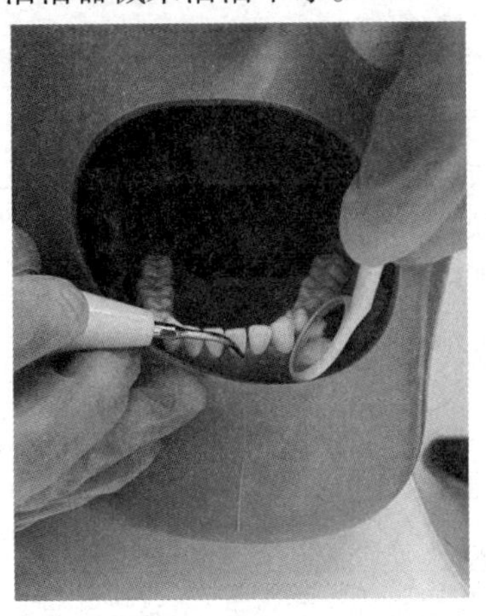

图 1-15-4　超声波洁治示意图

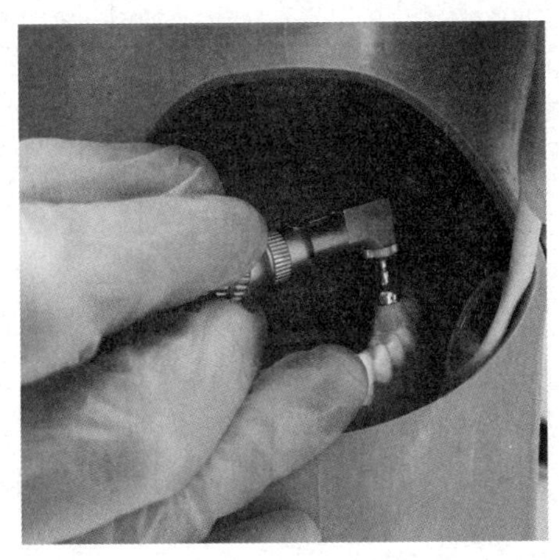

图 1-15-5　低速手机、磨光器、抛光膏示意图

5.冲洗　局部用 3%的过氧化氢进行冲洗或者擦拭，以达到去除龈沟内结石和血液的目的，也能起到杀菌止血的作用。

6.抛光　橡皮杯抛光和喷砂抛光两种技术。前者是用低速弯机头插上橡皮杯蘸磨光膏，低速旋转磨光牙面（图 1-15-5），也可稍施压力，使橡皮杯的薄边缘伸入龈缘下和（或）牙邻面，使牙面光洁无刻痕，菌斑和牙石就不易再堆积。对于牙面较为光滑、色素少、牙龈炎症重的牙齿可选择橡皮杯抛光术。后者是使用喷砂机或装有喷砂装置的洁牙机通过特制手柄将混合高压水和气的抛光砂喷向牙面实施抛光，该技术适用于烟斑、色渍多的牙，尤其是邻面间隙色素不易去除的牙、釉质发育不全和釉面不光滑的牙。选择喷砂抛光术可以高速快捷地去除色素，使牙面光洁，但应注意的是，对于有呼吸系统、血液系统、高血压电解质平衡紊乱等疾患的患者，不宜使用喷砂抛光。进行抛光操作时需注意喷砂嘴的方向和位置等，以避免对牙龈的损伤和减少患者不适。抛光对环境污染的可能性增大，应注意做好防护。

7.上药　对于结石多、牙龈炎症较大的患者，可用探针大弯端蘸取适量的碘甘油置于患者龈沟内，半小时内不漱口、不进食。

（三）术后的临床护理

术后一周内不要吃一些刺激性带色素的食物，比如喝浓茶、抽烟等，叮嘱患者保持口腔卫生清洁，可用氯己定溶液漱口，每日 3 次。

【实训报告与评分】

评定学生对超声洁治术的基本操作及结果。

【评分标准】

考核项目及评分标准见表 1-15-1。

表 1-15-1　考核项目及评分标准

序号	考核内容	考核要点	分值	评分标准	得分
1	术前准备	器械的认识	10	选择正确器械；操作错误扣除此分	
		术前消毒	5	用 3%过氧化氢或者 0.12%氯己定含漱一分钟。未操作扣除此分	
2	手术步骤	调节频率	10	根据牙石厚度调节频率大小，操作错误扣除此分	
		器械握持	15	改良握笔式握持器械，操作错误扣除此分	
		清洗	15	工作尖与牙面平行或小于 15°角接触牙石，操作错误扣除此分	
		检查	10	未出此操作扣除此分	
		抛光	10	未出此操作扣除此分	
3	台面整理	器械的洗涤和整理	5	未出此操作扣除此分	
		台面整洁	5	未出此操作扣除此分	
4	着装情况	防护措施	15	未穿白大衣或个人卫生较差者扣除此分	
合计			100	得分合计	

六、注意事项

1.严格掌握超声洁治术的适应证和禁忌证。

（1）工作尖对牙面的角度和压力：使用超声洁牙机不仅功率过大会对牙面产生划痕

或者凿痕等损伤，而且与器械接触牙面的时间、工作尖的角度和设计、工作刃的锋利程度、工作尖对牙面的侧向压力密切相关。一般建议使用约 0.5 N 的侧向力，尽量选用中低档，工作尖尽量与牙面平行，不得与牙面呈垂直角度（图 1-15-6）。

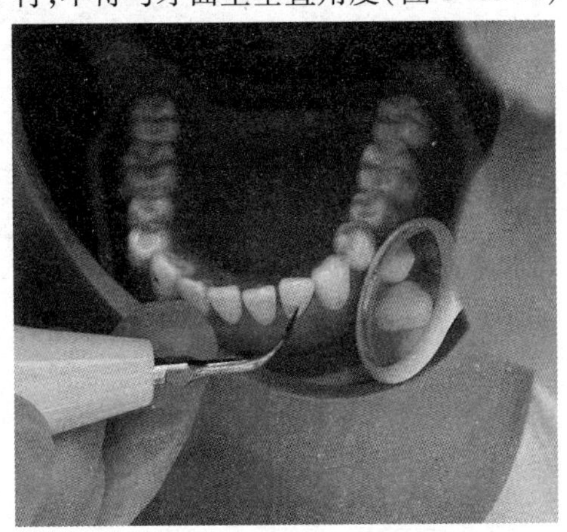

图 1-15-6　工作尖接触牙面错误示意图

（2）减少牙本质敏感：牙本质敏感是很多患者在洁牙后的一个常见并发症。一般情况下，牙本质在冠部由釉质覆盖，在根面由牙骨质覆盖。当釉质或牙骨质丧失，牙本质暴露，牙本质小管直接可以将外界的冷热触觉等刺激传递到牙髓，从而引起敏感。运用机械手段去除牙石等刺激因素，不可避免地导致部分牙骨质甚至牙本质的丢失，特别是超声工作尖在脱矿牙面，例如一些早期龋釉质发育不良等，会引起患者敏感症状，以牙颈部明显。正确掌握超声洁牙机的使用可减少牙本质敏感症的发生，并在治疗后进行必要的脱敏处理。

（3）特殊人群：超声洁治术禁用于置有心脏起搏器的患者，以免因电磁辐射的干扰造成眩晕及心律失常等症状。新型起搏器具有屏障功能，不会受超声洁治术的干扰，戴用这类起搏器的患者不在禁用之列。

对于有肝炎、肺结核、艾滋病等传染性疾病者，禁用超声波洁治术，因为操作过程中产生的病原体会随喷雾污染诊室环境。还有一些呼吸系统性疾病的患者，如呼吸抑制性疾病、慢性肺病等，也不宜使用超声洁牙，因为在洁治过程中流出的水、喷雾可能会给其他患者带来危险。

（4）金属超声器械工作头不能用于钛种植体表面的洁治，因工作尖端会损伤钛种植体表面结构，导致种植体出现划痕，菌斑便易于附着。也不能用于瓷修复体或黏附的修复体，因为有可能使瓷崩裂或黏附体松脱，可改用塑料工作头等非金属超声工作头。

（5）超声洁治术操作开始前必须让患者用含漱液（如 3%过氧化氢液或 0.12%氯己定液）含漱 1 min，以减少诊室空气中细菌的数量，并防止菌血症发生。

（6）医护人员在治疗时应有防护措施，如戴口罩、帽子、防护眼罩、手套等，以减少接

触血液和微生物。

(7)超声波洁牙机手柄及工作头的消毒极为重要,以免引起交叉感染。应做到每位患者手柄及工作头均更换并高压消毒,治疗开始前先放空手柄后部管道中的存水,治疗过程中用强力吸引器吸走液体,均可减少诊室内带菌的气雾。此外,患者使用的牙椅需要消毒,诊室也需要定期消毒。

2.使用器械要有稳固的支点,并且要仔细观察,以免损伤牙体组织。

3.要求学生实训时,操作中树立“爱伤观点”。

4.操作时,自始至终采用正确体位,使用口镜反光和反射术野的情况。

七、要点提示

超声洁治术是每一个口腔医学生必须掌握的基本功,学生操作过程中,尽量采用工作尖与牙面平行,以防损伤牙面,有结石时,调整工作尖少许角度,达到去除结石的目的。通过操作练习,能锻炼口镜使用、洁治器手机机柄的握持、支点的掌握,对以后高速手机的使用有很大帮助。

八、知识问答

简述超声洁治术操作过程中的注意事项。

(康婉露)

实训十六　龈下刮治与根面平整术

一、实训目标

1.掌握　龈下刮治和根面平整术(subgingival scaling and root planning)的目的和原理。

2.熟悉　刮治器械及其用法、龈下刮治术的步骤和技术要点。

二、实训用品

通用刮治器(universal curet)和Gracey刮治器、一次性器械盘、带有根面牙石的牙模型。

三、模拟场景

教师在仿真头模上做龈下刮治和根面平整术的示教。

四、学习方法

1.学习认识刮治器的种类及选择。

2.学生在模型上练习龈下刮治的方法。

五、操作步骤及评分

【操作步骤】

(一)实习原理

用手工操作刮治器,除去龈下牙石和菌斑,除去袋壁内的变性、坏死组织,病理性肉芽及残存的上皮,除去含有肉毒素的根面牙骨质,形成硬而光洁、平整的根面,从而去除引起牙龈炎症的刺激物,形成有利于牙周附着愈合的环境。

(二)刮治器的结构、种类及辨认

常用的刮治器种类为匙形刮治器,种类有通用刮治器(universal curettes)(图 1-16-1)和专用刮治器(area-specific curettes)。基本特征为工作端为匙形,工作刃位于工作端的一侧或两侧,顶端为圆形。断面为半圆形,底部呈圆滑的凸面,底部侧边与工作面相交形成工作刃。刮治器的弯曲设计使工作端能抱住根面,适应牙根面的外形,便于进入深牙周袋,并能尽可能避免对软组织的损伤。

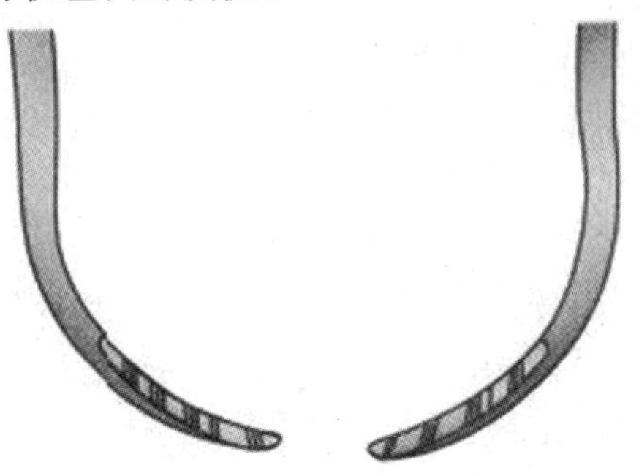

图 1-16-1　通用匙形刮治器示意图

1.通用刮治器　其工作端薄而窄,前端为圆形。工作端略呈弧形,其两个侧边均为刃口,可紧贴根面,工作端的横断面呈半圆形或新月形,操作时只有靠近前端的 1/3 与根面贴紧。用于前后牙的匙形器外形一致,只是在器械的颈部形成不同角度,以利不同牙位的工作,通常成对。此类刮治器统称为通用型刮治器,这是与区域专用型刮治器(以设计者命名的 Gracey 刮治器)的不同之处。

刮治器工作端的大小及颈部的角度和长度可有不同,以适应不同的区域。适用于前牙的刮治器:颈部弯度较小,利于进入前牙的牙周袋。适用于前磨牙的刮治器:颈部有一定的弯度。适用于磨牙的刮治器:颈部的弯度更大,呈半圆形。

2.专用刮治器　以设计者 Gracey 命名的刮治器，有一套器械，共 9 支，编号为 1～18，均为双头，成对。其特点：

（1）区域专用：每支刮治器只适用于一个或数个特定的部位和牙面。Gracey1/2 号、3/4 号适用于前牙；Gracey5/6 号适用于前牙及尖牙；Gracey7/8 号、9/10 号适用于磨牙及前磨牙的颊舌面；Gracey11/12 号适用于磨牙和前磨牙的近中面；Gracey13/14 号适用于磨牙和前磨牙的远中面；Gracey15/16 号适用于后牙的近中面；Gracey17/18 号适用于后牙的远中面。其中最常用的为 Gracey5/6 号、Gracey7/8 号、Gracey11/12 号、Gracey13/14 号刮治器，基本可满足全口各区域需要。此外，Gracey15/16 号颈部同 13/14 号，但工作刃位置对应后牙的近中，17/18 号着重于角度的改善，对应于后牙的远中。目前又有 Gracey 刮治器新的改进型，如 Rigid 型较标准型的颈粗壮，韧性差些，适用于牙石多的牙；After Five 型和 Mini Five 型均是颈部加长 3 mm、工作刃减薄 10%，适用于大于 5 mm 的深牙周袋，Mini Five 工作端的喙部改短为标准型的 1/2，适用于窄深袋和根分叉区；如今双侧工作刃的 Gracey 刮治器也已有生产，这些人性化的设计均是为了能更方便有效地做刮治术。

（2）工作面与颈部呈倾斜角度：从顶端方向观看，工作面与颈部呈 70°角，这种角度使得工作端进入龈下刮治时，当颈部与牙长轴平行时，工作面即与牙面成最佳的角度，能有效地刮除牙石。

（3）工作端有两个方向弯曲：从起始部向顶部的弯曲，及向侧方的弯曲，使工作端与牙面贴合得更好。

（4）工作端只有一个刃是工作刃：虽工作端由 2 个刃组成，但只有较长的且弯曲较大的刃才是工作刃，即靠外侧、远离柄的刃是工作刃。

3.其他龈下刮治器

（1）龈下锄形刮治器：龈下锄形刮治器（hoe）喙部薄而窄小，刃部与颈部相交呈 100°角，刀叶末端变薄形成线性刀口，分成近远中面和颊舌面的两对，适用于刮除较松的深牙周袋内的牙石。操作时，刀刃置于牙石根方的牙面，器械与牙面应成两点接触，向冠方用力，连续刮除牙石。现已少用。

（2）根面锉：根面锉（files）工作端扁平，一面有细锉，另一面光滑，前端圆钝。共为两对，分别用于近远中面和颊舌面。在刮净根面牙石后，可用锉进入袋内，将根面锉平、锉光。现也已少用。

（三）龈下刮治和根面平整的基本操作要点

1.探查　刮治前应探查龈下牙石的形状、大小和部位。

2.握持方式　用改良执笔法握持刮治器。

3.支点　以中指与无名指紧贴在一起作支点，或中指作支点，指腹放在邻近牙齿上。支点要稳固。

4.角度　将刮治器工作面与根面平行（即 0°角）（图 1-16-2），缓缓放入袋底牙石基

部，然后改变刮治器角度，使工作面与牙根面成 45°～90°角，以 70°～80°角为最佳。如角度小于 45°，刮治器的刃不能“咬住”牙石，会从牙石表面滑过；如角度大于 90°，则与牙面接触的是刮治器的侧面，而不是刮治器的刃。

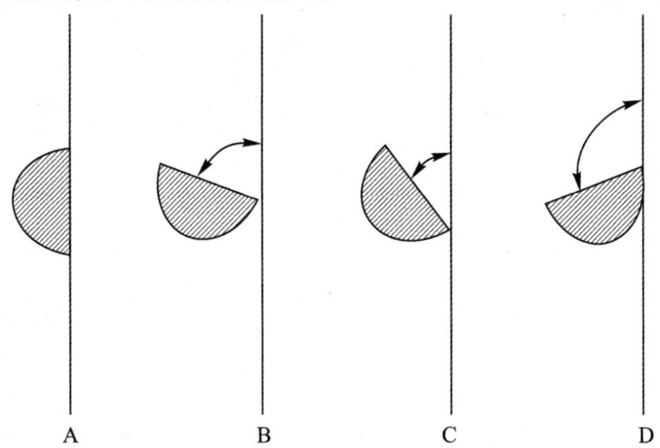

图 1-16-2　龈下刮治时刮治器工作面与根面的角度示意图

A.0°角进入；B.正确的刮治角度：45°～90°；C、D.不正确的刮治角度：小于 45°角，或大于 90°角。

5.用力方式　向根面施压，借助前臂—腕的转动，产生爆发力，将牙石去除。也可运用指力，但只是在个别部位使用。

6.幅度　每一下刮治的范围不要过长、过大，在刮治过程中由袋底向冠方移动，工作端不要超出龈缘。

7.用力方向　以冠向为主，在牙周袋较宽时，可斜向或水平方向运动（图 1-16-3）。刮治器应放在牙石与牙面结合部，整体刮除，避免层层刮削牙石。

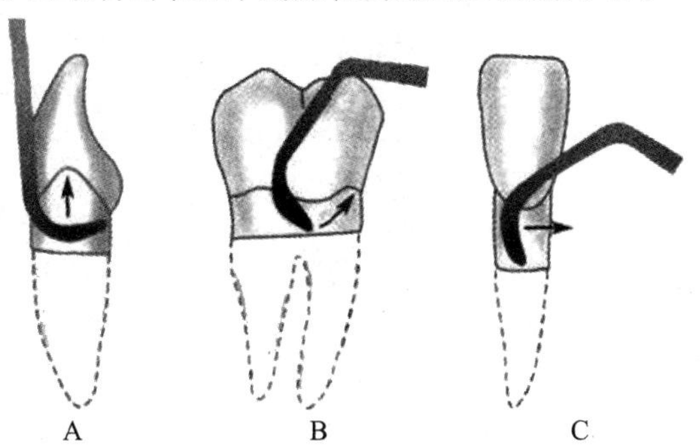

图 1-16-3　龈下刮治时三种用力方向

A.冠向（垂直向）；B.斜向；C.水平方向。

8.刮治的连续性　每一动作的刮除范围要与前次有部分重叠，连续不间断，并有一定次序，不要遗漏。

9.根面平整　刮除牙石后，要继续刮除腐败软化的牙骨质表层，将根面平整，直到根面光滑坚硬为止。但也应注意不要过多刮除根面，以免治疗之后敏感。

10.刮治完成　刮治完成后要用尖探针检查,以确定龈下牙石是否已去净,根面是否光滑坚硬。

【实训报告与评分】

1.针对不同区域的牙及牙面能正确选择不同的刮治器。

2.在模型上完成各区段牙的刮治及根面平整,评定操作方法及效果。

【评分标准】

考核项目及评分标准见表 1-16-1。

表 1-16-1　考核项目及评分标准

序号	考核内容	考核要点	分值	评分标准	得分
1	龈下探查	刮治前探查龈下牙石形状、大小、部位	5	未探查则扣除此分	
2	刮治器选择	根据不同部位选择相应刮治器	25	刮治器选择错误则扣除此分	
3	握持及支点	改良执笔式,有支点	10	握持错误或无支点则扣除此分	
4	器械放入及工作角度	0°角放入,45°~90°角工作	15	角度错误则扣除此分	
5	用力方式及方向	借助前臂—腕的转动,方向以冠向为主	20	用力方式及方向错误则扣除此分	
6	刮治幅度	不要过长、过大,工作端不超出龈缘	5	幅度过大则扣除此分	
7	刮治连续性	与前次有部分重叠	5	刮治有间断则扣除此分	
8	根面是否光滑	刮除腐败软化的牙骨质表层	5	未做根面平整则扣除此分	
9	牙石是否去净	尖探针检查龈下牙石是否已去净	10	牙石未去净则扣除此分	
合计			100	得分合计	

六、注意事项

龈下刮治术和根面平整术虽从概念上有所差异，是两个步骤，但在临床上很难区分，实际是同时进行的。龈下刮治术着重于去除袋内细菌、消除牙龈炎症，控制附着的进展。根面平整术着重于用器具去除“软化的”牙骨质，使之“变硬、变光滑”。

龈下刮治和根面平整是牙周治疗的一项基本技术，但又是一项较难掌握的技术。操作中是将器械深入牙周袋中，靠触觉来发现并除去龈下牙石，因此操作中要十分小心，避免遗漏牙石并避免造成牙龈组织的损伤。

细菌内毒素在牙骨质的附着比较表浅和疏松，较容易被刮除，所以更多地强调清创的概念，即避免过多地刮除牙骨质，使牙本质小管暴露于牙周袋内，不但造成刮治后的根敏感，还扩大了牙髓与牙周袋之间的通道，增加了相互感染的机会；另外，也可能降低了牙周组织再生的组织来源。在做根面平整时，要充分考虑到上述情况，以求达到最佳的临床效果。

七、要点提示

临床上进行龈下刮治时还应注意以下要点。

1.深牙周袋在刮治前应行局部浸润麻醉，避免患者疼痛难忍。

2.刮除龈下牙石的同时，工作端的另一侧刃可将袋内壁炎症肉芽组织及残存的袋内上皮刮掉。注意不要遗漏残存的肉芽组织，否则易造成术后出血。

3.为避免遗漏所需刮治的牙位，应分区段，按牙位逐个刮治，牙石量多或易出血者，可分次进行。通常根据疾病的严重程度和操作者的熟练程度来确定每次做刮治的牙数，对于龈下牙石不多的轻度牙周炎患者，可一次完成全口或半口刮治；对于中、重度牙周炎患者，尤其是从未做过牙周治疗的患者，则需分次分象限完成全口刮治。

4.治疗完成后用3%过氧化氢冲洗牙周袋，清除袋内牙石残渣。压迫牙龈，使之与根面贴合。

5.刮治及根面平整后4~6周内不探查牙周袋。

6.每3~6个月复查牙周状况，根据检查指征、患者感受反馈等决定是否继续重复实施龈下刮治术和根面平整术，可根据个体状况选择手工或超声器械实施，以巩固疗效。

7.在刮治前还应注意检查器械的锐利度，如果刃缘变钝，及时对器械进行磨锐。

八、知识问答

1.简述Gracey刮治器分别用于哪些区域的牙及牙面。

2.简述龈下刮治和根面平整术的基本操作要点。

（辛惠莹）

实训十七　牙龈切除术与翻瓣术

一、实训目标

1.掌握　牙龈切除术和翻瓣术的适应证。

2.熟悉　牙龈切除术的基本步骤，了解基本操作技术。

3.熟悉　牙周翻瓣术的基本步骤，了解基本操作技术。

二、实训用品

牙周探针、牙周袋印记镊、斧形切龈刀/牙间乳头刀、刀柄、11#和15#刀片、组织剪、肉芽组织刮匙、锄形洁治器、匙形刮治器、眼科弯头尖剪刀、小蜡片、小骨锉、调拌板、5 mL注射器、5#牙科针头、骨膜分离器、持针器、缝针、小圆锥形砂石针、牙周塞治剂、丁香油、甲紫药水、新鲜猪头颌骨若干个(需带有完整的牙及牙周组织)。

三、模拟场景

观看牙龈切除术与翻瓣术录像。教师在猪头颌骨上做牙龈切除术与翻瓣术的示教，讲解操作步骤及要点。

四、学习方法

1.学习认识牙龈切除术与翻瓣术需用器械。

2.学生完成牙龈切除术与翻瓣术的操作并记录。

五、操作步骤及评分

【操作步骤】

(一)术前准备

(1)观看录像片。

(2)术者常规洗手、戴手套。

(3)检查手术器械是否齐备并严格消毒。

(二)手术步骤

1.牙龈切除术手术步骤和方法

(1)牙龈切除术在猪头颌骨上检查牙龈增生情况后，消除龈上、下牙石，清洁口腔。常规消毒，铺巾，麻醉(在实训室可免去这一步骤)。

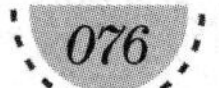

(2)手术切口位置的标定:可用印记镊法标出袋底位置,方法为:将印记镊的直喙插入袋内并达袋底,弯喙对准牙龈表面,两喙并拢,弯喙刺破牙龈形成标记点(图 1-17-1)。

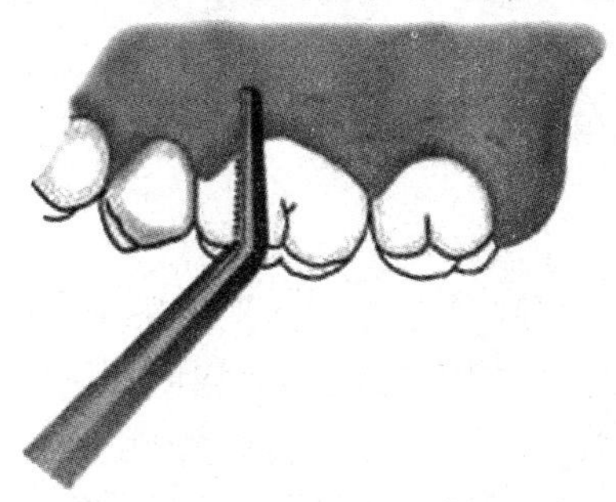

图 1-17-1　用印记镊将袋底定位

也可用探针做印记,即先用牙周探针探查袋底位置,再在牙龈表面相当于袋底处用尖探针刺破一点,作为印记(图 1-17-2)。

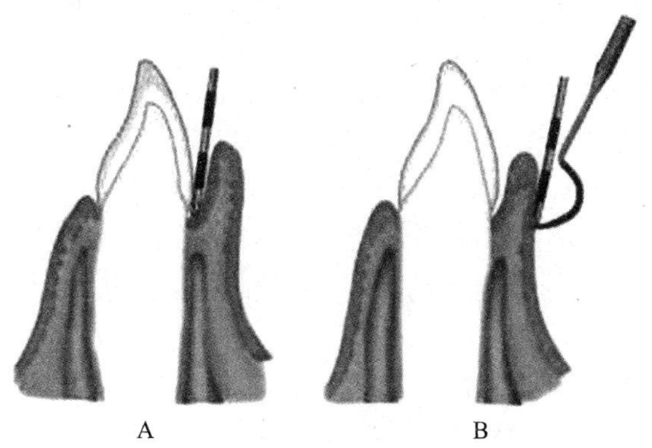

图 1-17-2　用探针做印记

A.用探针测量袋深　B.在表面测量并用尖探针刺入牙龈标记袋深位置

在临床上刺破点形成出血点,清晰可见。在实验室中,可用尖探针醮甲紫在印记点上做出标记。在术区每个牙唇(舌)侧牙龈的近中、中央、远中处分别做标记点,各点连线即为袋底位置,作为切口的依据。切口位置应位于此线的根方 1~2 mm。

(3)切口:使用 15#圆刀片或斧形龈刀,将刀刃斜向冠方,与牙长轴呈 45°角,在已定好的切口位置上切入牙龈,直达牙周袋底,一刀切全袋底下方的根面上。注意要一刀切透,切忌反复切割,并避免残留部分牙周袋壁。

(4)切除牙龈时多采用连续切口,即一个切口从远中向近中连续切除多个牙的牙龈。也可做不连续切口,一个牙一个牙地分别作切口切除牙龈。

(5)使用柳叶刀或 11#尖刀,在邻面牙间处沿切口处切入,横断牙间乳头,将要切除的牙龈组织整条切下。

(6)用宽背镰形洁治器(或 Ball 刮治器)去除切下的边缘龈组织和牙间龈组织。用刮治器刮除肉芽组织,并彻底刮除残存的龈下牙石,锉平根面。

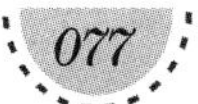

（7）修整牙龈面，使之恢复生理形态。用弯组织剪修整切口处的牙龈，使牙龈与牙面呈45°角，龈缘处菲薄，牙龈呈贝壳状生理外形。

（8）冲洗创面，压迫止血（在实验室可免去这一步）。

（9）放置塞治剂，用牙周塞治剂敷于创面上，塞治要均匀，不可过厚，表面光滑（临床上可牵拉唇、颊做功能性修整）。

2.翻瓣术做牙龈切口

（1）水平切口（内斜切口）：用手术刀在术区距龈缘1～2 mm处切开，刀与牙体长轴冠方交角呈15°角，刀在移动时采用提插方式，每次均应切到牙槽骨嵴顶，并且刀片应根据牙的外形改变角度，使切口呈连续的弧形。尽量保留龈乳头外形，以保证瓣复位后能覆盖邻面牙槽骨。切口长度一般应包括手术区近、远中端各一个健康牙。一刀切至袋底，将袋内壁上皮及炎症肉芽组织切除。

（2）垂直切口：用手术刀在病变区两端正常牙龈组织上作两个垂直向的松弛纵形切口，切口应位于牙齿的轴角区，要切透骨膜，直达骨面，切口从龈缘至膜龈联合处，避免切在病变范围内。

（3）翻瓣：用骨膜分离器翻起粘骨膜瓣，大约翻至暴露骨嵴顶1～2 mm，直至膜龈联合处充分暴露病变区。切忌动作粗暴，避免损伤撕裂龈瓣。

（4）病变区检查：牙石、牙槽骨缺损与肉芽组织。

（5）清创：用刮匙去除肉芽组织，再用刮治器刮除根面牙石和病变牙骨质，平整根面。

（6）牙槽骨修整：不降低牙槽嵴高度，用骨锉（或高速球钻）修整牙槽骨，去除尖锐骨嵴。

（7）检查粘骨膜瓣：用组织剪剪去牙周袋袋壁肉芽组织及病变上皮，修整龈缘及牙龈乳头，使之复位后能覆盖骨面，颊、舌侧龈乳头能接触。

（8）清理术区：彻底清理术区的组织残屑、骨碎屑和不良凝血块，并用生理盐水冲洗。

（9）复瓣缝合：将瓣复位，采用间断缝合（垂直切口）或悬吊缝合（水平切口），压迫术区龈瓣后，贴敷牙周塞治剂（压力勿过大，勿塞入创口内）。

（三）术后的临床护理

用绷带和棉卷轻压术区以减少组织肿胀和瘀血。术后疼痛一般较轻，可服用止痛药物如吲哚美辛（消炎痛）、阿司匹林等。嘱患者保持口腔清洁，可用氯己定溶液漱口，每日3次。一般在术后5～7天拆线。

【实训报告与评分】

1.评定学生对牙龈切除术与翻瓣术适应证的掌握情况。

2.评定学生写出的牙龈切除术与翻瓣术的手术记录。

【评分标准】

考核项目及评分标准见表1-17-1。

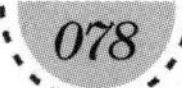

表 1-17-1　考核项目及评分标准

<table>
<tr><th>序号</th><th>考核内容</th><th colspan="2">考核要点</th><th>分值</th><th>评分标准</th><th>得分</th></tr>
<tr><td rowspan="10">1</td><td rowspan="10">准备工作</td><td colspan="2">洗手</td><td>13</td><td>未做到扣除此分</td><td></td></tr>
<tr><td colspan="2">戴口罩、帽子</td><td>4</td><td>未做到扣除此分</td><td></td></tr>
<tr><td rowspan="8">戴手套</td><td>核对无菌手套外的号码</td><td>3</td><td>未做到扣除此分</td><td></td></tr>
<tr><td>检查无菌手套外包装有无潮湿、破损,是否在有效期内</td><td>3</td><td>未做到扣除此分</td><td></td></tr>
<tr><td>沿开口指示方向无菌手套外包装摊开内层</td><td>3</td><td>未做到扣除此分</td><td></td></tr>
<tr><td>两手分别捏住两只手套的翻折部分,同时取出一双手套</td><td>3</td><td>未做到扣除此分</td><td></td></tr>
<tr><td>将两手套的五指对准,先戴一只手</td><td>3</td><td>未做到扣除此分</td><td></td></tr>
<tr><td>用已戴好无菌手套的手指插入另一手套的反折内面,同时将手套戴好</td><td>3</td><td>未做到扣除此分</td><td></td></tr>
<tr><td>双手对合交叉调整手套位置,将手套翻边口套工作服衣袖外面</td><td>3</td><td>未做到扣除此分</td><td></td></tr>
<tr><td>2</td><td>操作</td><td>切口位置</td><td>设计正确,标记正确</td><td>10</td><td>未做到扣除此分</td><td></td></tr>
<tr><td rowspan="4">3</td><td rowspan="4">术后操作</td><td rowspan="4">脱手套</td><td>一手捏住另一手套腕部外面,翻转脱下,再以脱下手套的手插入另一手套内,将其往下翻转脱下</td><td>3</td><td>未做到扣除此分</td><td></td></tr>
<tr><td>将用过的手套放入医用垃圾袋内按医疗废物处理</td><td>3</td><td>未做到扣除此分</td><td></td></tr>
<tr><td>洗手</td><td>4</td><td>未做到扣除此分</td><td></td></tr>
<tr><td>取下口罩</td><td>3</td><td>未做到扣除此分</td><td></td></tr>
<tr><td rowspan="3">4</td><td rowspan="3">综合评价</td><td rowspan="3"></td><td>完成时间限三分钟内</td><td>3</td><td></td><td></td></tr>
<tr><td>戴手套时应当注意戴手套的手不可触及未戴手套的手或另一手套的内面</td><td>3</td><td>未做到扣除此分</td><td></td></tr>
<tr><td>脱手套时,应翻转脱下</td><td>3</td><td>未做到扣除此分</td><td></td></tr>
<tr><td rowspan="2">5</td><td rowspan="2">提问</td><td colspan="2">牙龈切除术适应证</td><td>15</td><td>按完成情况给分</td><td></td></tr>
<tr><td colspan="2">翻瓣术适应证</td><td>15</td><td>按完成情况给分</td><td></td></tr>
<tr><td colspan="4">合计</td><td>100</td><td>得分合计</td><td></td></tr>
</table>

六、注意事项

1.牙龈切除术。

牙龈切除术是切除肥大、增生的牙龈组织或浅牙周袋,修整牙龈不良外形,以利于菌斑控制的手术方法。

(1)适应证。

1)牙龈肥大或增生,有龈袋形成,经基础治疗未能消除。

2)浅牙周袋,骨吸收未超过牙根的1/3。

3)制洞或冠桥修复时,牙龈覆盖过多,影响修复者。

4)智齿冠周炎盲袋形成,龈瓣影响牙萌出者。

(2)非适应证。

1)未完成基础治疗者。

2)牙周袋过深,超过膜龈联合。

3)伴有骨下袋而需作骨修整者。

4)前牙的牙周袋,牙龈切除后影响美观。

2.翻瓣术。

翻瓣术是用手术方法翻起牙龈粘骨膜瓣,切除牙周袋内壁,在直视下刮净龈下牙石和肉芽组织,修整牙槽骨,将牙龈复位、缝合,达到消除牙周袋或使牙周袋变浅、促进新附着形成的目的。

翻瓣术的适应证:基础治疗后1~2个月复查,确定是否需要做翻瓣术。

(1)深牙周袋或复杂性牙周袋,经基础治疗牙周袋仍≥5 mm,且探诊出血者。

(2)牙周袋超过膜龈联合,不宜做牙周袋切除者。

(3)需修整骨缺损或行植骨术、牙种植术及需截根者。

(4)根分叉病变需直视下平整根面者(如暴露根分叉及畸形舌侧沟以方便刮除感染组织)。

七、要点提示

1.牙龈切除术切口要直达牙周袋底,一刀切全袋底下方的根面上。注意要一刀切透,切忌反复切割,并避免残留部分牙周袋壁。

2.翻瓣术垂直切口的位置应在牙的近中线角处或远中线角处,不要切在龈乳头上或颊(舌)面的中央处(图1-17-3)。

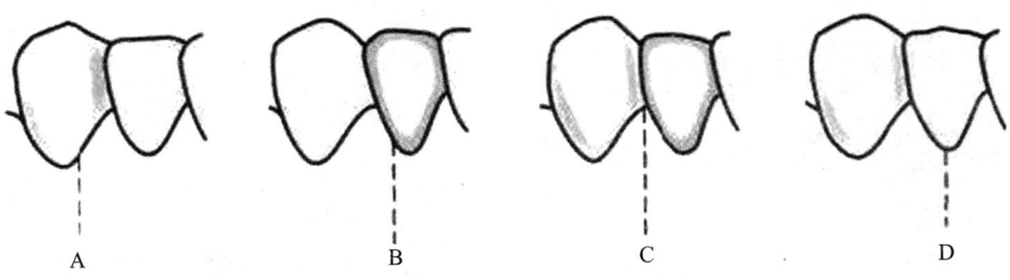

图 1-17-3　纵切口位置

A 和 B 为正确的纵切口位置　C 和 D 为错误的纵切口位置

八、知识问答

简述牙龈切除术和翻瓣术的适应证。

（郝瑞　石珍）

实训十八　牙周手术练习

一、实训目标

1.熟悉　牙周手术的缝合技术。

2.了解　牙周手术切开、结扎、止血、缝合四大基本功的要求和方法；牙周塞治剂的调拌与放置。

二、实训用品

手术刀柄、刀片、持针器、缝针、缝线、止血钳、手术剪、口腔检查盘、口镜、牙科镊、探针、牙周塞治剂粉和液（丁香油）、调拌板和调拌铲、猪手等。

三、模拟场景

观看牙周手术录像。教师在猪手上示教牙周手术的操作步骤及要点，并示教牙周塞治剂的调拌与放置。

四、学习方法

1.学习认识牙周手术需用器械。

2.学生完成牙周手术的操作并记录。

五、操作步骤及评分

【操作步骤】

(一)术前准备

(1)切开:采用握笔式或示指压式切开皮肤,练习上刀片和取刀片的方法。

(2)结扎:打结练习,学会手打结和器械打结,反复练习。

(二)手术步骤

手术基本要点:术前一定先完成牙周基础治疗,经过洁治、刮治等消除病因和炎症,患者必须掌握控制菌斑的方法,做到术区牙面无或仅有少量菌斑,而且术后能坚持清除菌斑;详细记录术区的牙周袋深度、附着水平、龈缘位置、附着龈宽度、牙齿动度等临床指标;术前应向患者解释手术目的及术中、术后可能出现的不良反应、并发症等风险情况;通过问诊了解患者的全身健康状况,是否需预防性用药;做必要的化验检查,如血常规、出血和凝血时间等凝血指标、某些传染病的筛查等;做牙周手术与其他口腔手术要求一样,应有无菌观念,注意无菌操作,并预防交叉感染;根据术区解剖特点,选择局部浸润麻醉或对应神经传导阻滞麻醉,使手术能无痛地顺利进行,必要时可使用镇静剂;术中操作准确、轻柔,避免对牙周组织造成医源性损伤。例如,在翻开粘骨膜瓣时,避免过度压迫软组织,避免龈瓣的撕裂;为保持术中视野清晰,术中使用吸引器而不使用干纱布擦拭,避免棉纤维留在伤口内;避免牙槽骨不必要的长时间暴露和损伤,保持骨的湿润;术中冲洗时要用无菌生理盐水;缝合时确保软组织将骨面完全覆盖等。需将牙龈瓣固定在所希望的位置上进行缝合,龈瓣要完全覆盖骨面,并与骨面和牙面贴合,缝合后进行牙周塞治。牙周手术后在术区伤口表面常放置牙周塞治剂,可避免咀嚼时食物、舌体等与伤口的接触,防止对术区造成创伤。塞治剂具有止血、止痛、保护伤口等作用。

1.牙周缝合技术

(1)牙间间断缝合:适用于颊舌两侧龈瓣张力相同、位置高度相同者。

方法:从颊(唇)侧龈瓣乳头的外侧面进针并穿过龈瓣,然后将针通过牙间隙至舌侧,从舌侧龈瓣的伤口面进针(或从外侧面进针,则称为交叉式间断缝合)并穿过龈瓣,线再穿回牙间隙,在颊侧的邻面处打结(图 1-18-1)。

(2)悬吊缝合:适用于颊舌侧龈瓣的高度不一、两侧的张力不等者,或适用于仅在牙的一侧有龈瓣者。此法将龈瓣悬吊固定于牙上,可使龈瓣与下方组织紧密贴合。

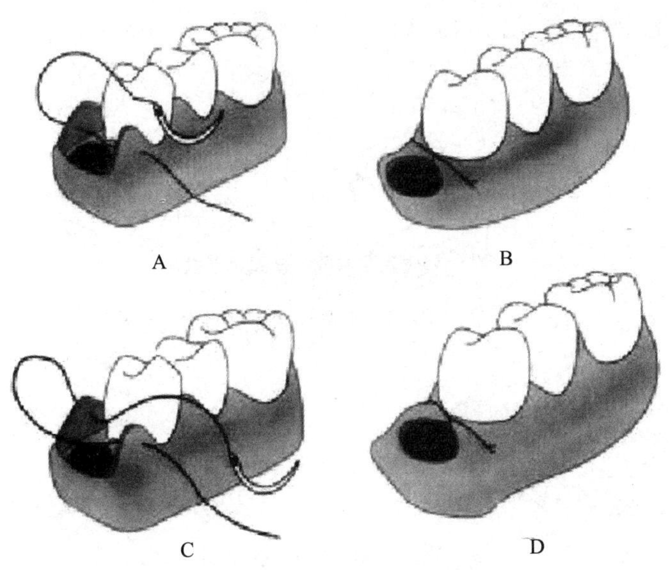

图 1-18-1　牙间间断缝合

A 和 B 为直接环形间断缝合　C 和 D 为 8 字间断缝合

1）单牙悬吊缝合：从近中龈乳头的外侧面进针并穿过牙龈瓣，然后将针穿过牙间隙，围绕牙面并穿过远中牙间隙，再从远中龈乳头外侧面进针缝合龈瓣，然后将针穿过牙间隙，再绕回近中，在近中邻面打结。这样，就将单个牙的一侧（颊或舌）龈瓣悬吊固定于牙上（图 1-18-2）。

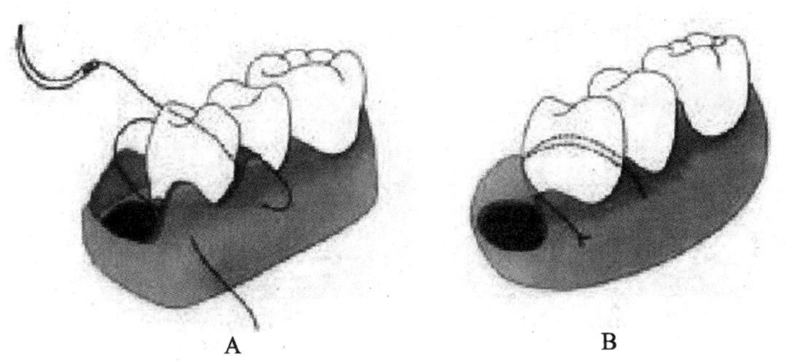

图 1-18-2　单侧翻瓣时乳头悬吊缝合

A.从瓣的近中乳头外表面进针，缝线环绕牙齿，到达同侧龈瓣的远中，再从远中龈乳头的外表面进针　B.返回近乳头处打结，将单侧瓣的两个乳头悬吊在牙上

2）连续悬吊缝合：基本方法同单牙悬吊缝合，只是缝合远中龈瓣乳头后并不绕回该牙的近中，而是继续绕至下一个牙的另一个龈乳头，连续下去，直至术区最远中的一个龈乳头，然后绕术区远中牙一周后，绕回术区近中打结（单侧连续悬吊缝合）（图 1-18-3）；或绕至另一侧时，从远中向近中对另一侧的龈瓣进行连续悬吊缝合，回到近中后，在近中

打结(双侧连续悬吊缝合)(图 1-18-4)。

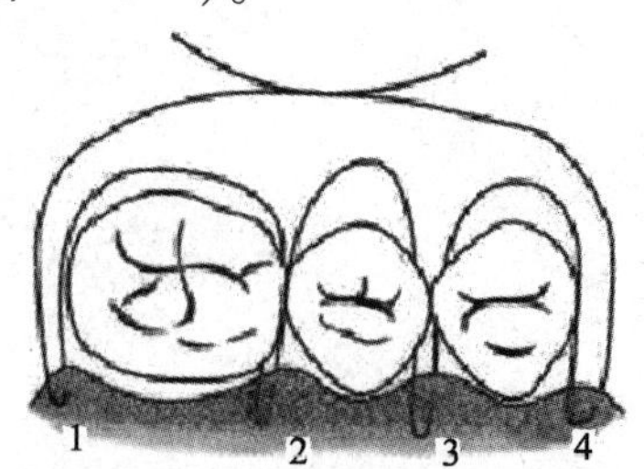

图 1-18-3　单侧连续悬吊缝合

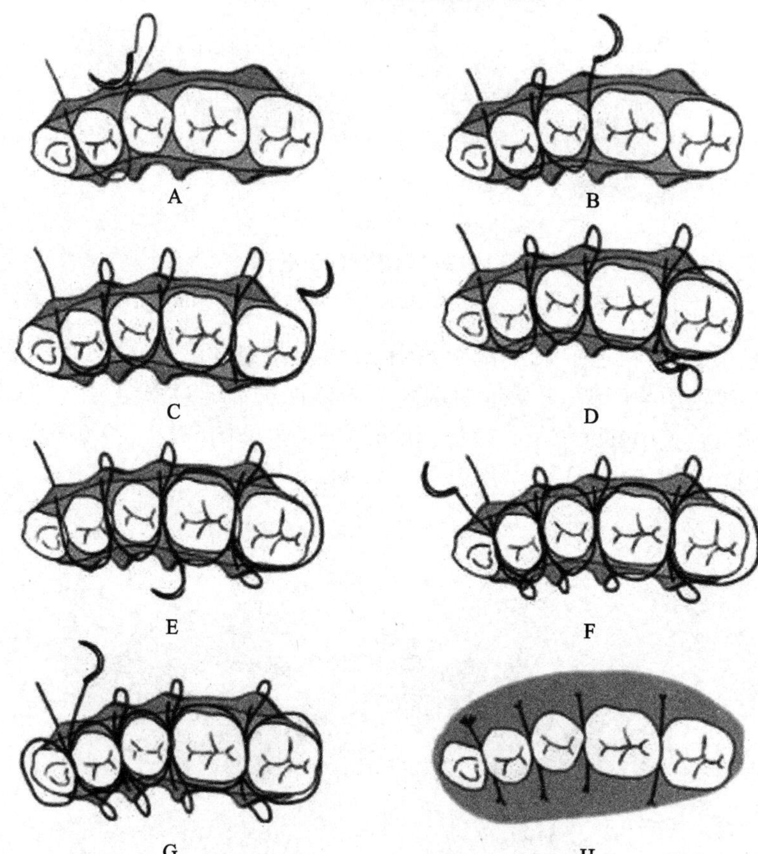

图 1-18-4　双侧连续悬吊缝合

(3)其他:水平褥式悬吊缝合、垂直褥式悬吊缝合、锚式缝合。

2.牙周塞治剂的使用　氧化锌-丁香油酚。

(1)材料:由粉和液组成,粉为无水氧化锌和松香,液为丁香油。

(2)调和:将粉放在调和板上,分成数份,在旁边加上数滴液体,先取一份粉与其调匀,再逐步加粉,直至调成硬度合适的膏状物,并形成条状,供给临床即刻使用。调成的塞治剂要有一定硬度,才能使龈瓣密贴于牙面。要在使用前即刻调和,否则很快变得过

硬而无法使用。

(3)放置:取与术区等长的条形塞治剂,一端形成弯曲,贴在最远中,贴于术区表面,然后依次向近中各牙处放置,并用生理盐水蘸湿的手指轻压,使其适当进入牙间隙,但切忌将塞治剂压入龈瓣和牙面之间。放好后牵拉唇颊将其整塑成形,注意塞治剂不要过厚,并让患者咬牙,除去妨碍咬合的多余塞治剂。观察数分钟,见创面无渗血后,才能让患者离开。

(三)术后的临床护理

术后护理的重点是患者良好的菌斑控制及保持术区牙龈组织的稳定。根据手术种类、范围及患者的全身状况酌情使用抗生素。

(1)应向患者说明术后可能出现的疼痛反应,并给予止痛剂以备用。

(2)术后菌斑控制是手术成功的最重要因素,术后短期内疼痛和不适常会影响自我口腔卫生的维护,术后可让患者使用抗菌剂漱口,如0.12%~0.2%氯己定液,每天2次,每次含漱1 min,并在拆线后让患者复诊,对牙面进行清洁,这是术后一个月内有效的机械性菌斑清除方法。

(3)术后伤口的稳定是影响术后结果的另一个重要因素,除在术中采用适当的缝合技术外,在术后愈合最初期应使牙龈组织免受机械性创伤,如不用术区咀嚼食物等。一般术后7天拆线,如对术后伤口稳定有特殊要求,也可适当延迟拆线时间或再次放塞治剂。

(4)拆线后可对术区用生理盐水或0.12%氯己定液冲洗。如果愈合满意,可让患者用软毛牙刷轻轻刷牙,用牙签轻柔地清洁牙邻面,注意在早期不要用牙间隙刷,以免对邻面组织造成损伤。此时可每2周复查1次,检查菌斑控制情况,以后复查间隔时间可逐渐加长。

(5)术后是否预防性应用抗生素,可根据手术种类、手术范围及患者的全身情况而定。

【实训报告与评分】

1.评定学生对牙周手术适应证的掌握情况。
2.评定学生写出的牙周手术的手术记录。

【评分标准】

考核项目及评分标准见表1-18-1。

表1-18-1　考核项目及评分标准

序号	考核内容	考核要点	分值	评分标准	得分
1	准备工作	洗手	13	按完成情况给分	
		戴口罩、帽子	5	未做到扣除此分	
		戴手套	10	按完成情况给分	

续表

序号	考核内容	考核要点		分值	评分标准	得分
2	操作	缝合	持针器夹持针后1/3处	3	未做到扣除此分	
			垂直进针	3	未做到扣除此分	
			垂直出针，顺针的弧度拔针	3	未做到扣除此分	
		打结	针距及距创缝距离要适宜	3	未做到扣除此分	
			调整线的长度	3	未做到扣除此分	
			绕线方法正确	3	未做到扣除此分	
			打结时三点一线	3	未做到扣除此分	
			有手指压线的动作	3	未做到扣除此分	
		剪线	打第二结时第一结不得松脱	3	未做到扣除此分	
			打完结后，将双线合拢提起	3	未做到扣除此分	
			剪稍张开	3	未做到扣除此分	
			以剪的一刃靠紧提起的线，向下滑至线结处	3	未做到扣除此分	
			再将剪线倾斜，将线剪断用靠滑斜剪四个动作剪线	3	未做到扣除此分	
			留线长度适宜	3	未做到扣除此分	
3	提问	牙周手术适应证		30	按完成情况给分	
合计				100	得分合计	

六、注意事项

要严格掌握牙周手术的适应证和时机。

1.牙周病手术治疗的主要目的。

(1)直视下暴露病变的根面和牙槽骨，彻底清除牙周袋内壁的病变组织及根面的菌斑、牙石和病变组织。

(2)使牙周袋变浅或恢复正常，使患者和医师易于保持牙面清洁，减少炎症的复发。

(3)矫正牙周病造成的软、硬组织不良外形，重建生理性牙龈外形，利于患者自我菌斑控制，维护良好的口腔卫生。

(4)促进牙周组织修复和再生，建立新的牙周附着关系。

(5)恢复美观和功能需要以及利于牙齿或牙列的修复，如覆盖裸露的根面、增宽附着龈、改变系带附着的位置、延长临床牙冠、种植体植入等。

2.牙周手术适应证。

(1)龈下刮治及根面平整的基础治疗后牙周袋深度≥5 mm，探诊后有出血或溢脓。

(2)基础治疗不能完全地、彻底地清除牙周袋内病变组织及牙石、菌斑等根面刺激物，多见于磨牙根分叉区和前磨牙区。

(3)牙槽骨外形不规整，例如存在有深的凹坑状吸收、骨下袋等，需手术进行骨修形、植骨术或进行牙周引导性组织再生术。

(4)前磨牙，磨牙根分叉Ⅱ度、Ⅲ度病变者，手术有利于彻底刮净牙石、菌斑，暴露根分叉，或通过引导性组织再生术等方法使病损修复，或根据需要进行截根、分根、半牙切除等。

(5)附着龈过窄、局部牙齿牙龈退缩等需进行膜龈手术治疗者。

(6)牙体充填治疗、修复或改善美观需手术延长临床牙冠者，例如龋损或牙折断达龈下而影响牙体、牙冠的修复者，还有修复体破坏了生物学宽度的情况，以及前牙临床牙冠短，微笑时露龈过多的情况。

(7)牙周基础治疗后，但是牙龈仍然肥大、增生，形态不佳。

(8)最后一个磨牙的远中骨袋，需手术治疗。

以上情况经基础治疗后，口腔卫生良好但仍无明显改善者，应考虑牙周手术治疗。

3.手术禁忌证。

(1)病因和局部炎症未消除。

(2)患者不能配合者。因为良好的菌斑控制是牙周手术治疗成功的决定性因素之一，如果患者不重视或由于残障等，在基础治疗阶段未能充分掌握和实施菌斑控制，则不应进行手术治疗。有学者报告，菌斑控制不佳者，手术对其牙周情况有害而无利。

(3)患有全身疾病不能经受手术者(例如血液病、6个月内曾发生心血管意外等)；患有全身疾病且未得到控制(如糖尿病未控制)；此外，吸烟量多者术后愈合及疗效均差。

4.牙周手术的时机。

一般在牙周基础治疗后2~3个月，是牙周病治疗计划的第二阶段。通过牙周检查及X线检查再次评估患者的牙周状况，根据结果判断是否需要进行进一步的牙周手术及将采取何种手术方法，对没有手术禁忌证且符合适应证的患者进行牙周手术治疗。

七、要点提示

术后伤口的稳定是影响术后结果的另一个重要因素，除在术中采用适当的缝合技术外，在术后愈合最初期应使牙龈组织免受机械性创伤，如不用术区咀嚼食物等。一般术后7天拆线，如对术后伤口稳定有特殊要求，也可适当延迟拆线时间或再次放塞治剂。

八、知识问答

简述牙周手术适应证。

(郝瑞　石珍)

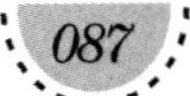

实训十九　松牙固定术

一、实训目标

1.掌握　松牙固定术的时机和指征以及操作方式。
2.熟悉　松牙固定术都有哪些种类。
3.了解　松牙固定术注意事项。

二、实训用品

不锈钢丝、结扎丝、持针器(1-19-1)、牙弓夹板、钢丝金冠剪(1-19-2)、流动树脂、光固化灯、酸蚀剂、小毛刷、黏合剂、修正刀、仿真头模或者松动的前牙牙列模型。

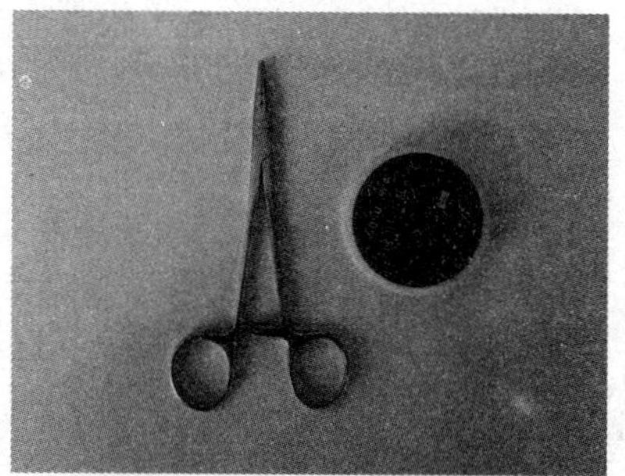

图 1-19-1　持针器、结扎丝

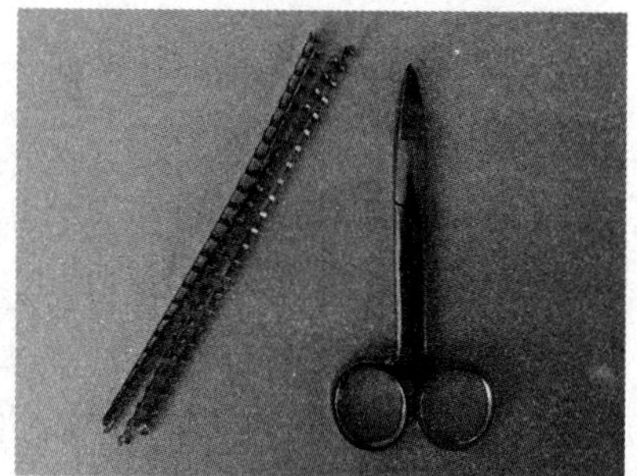

图 1-19-2　金冠剪、牙弓夹板

三、模拟场景

教师在仿头模上进行口内松牙固定术的示教。

四、学习方法

1.学生通过视频进行学习。
2.学生在仿头模型上进行松牙固定术的操作,老师指导纠正错误。

五、操作步骤及评分

【操作步骤】

(一)术前准备
(1)术前准备,包括调整灯光、椅位,进行口内检查,如松动度检查、拍 X 射线片检查等。
(2)术者常规洗手、戴手套等防护措施。

（3）检查器械是否齐备并进行严格消毒。

（二）手术步骤

1.不锈钢丝联合复合树脂夹板　必要时在钢丝结扎固定前可作适当的牙体预备，如在健康基牙的远中轴面角处，结扎丝将要通过的部位磨出 0.2～0.3 mm 的沟槽，可防止结扎丝滑向牙颈部。

不锈钢丝联合复合树脂夹板操作方法：

（1）清洗：将所需要固定的牙区域进行清洁干燥。

（2）钢丝结扎：取直径 0.25 mm 的不锈钢软细丝一段。从中央弯成 U 形，钢丝从一侧最开始的固定基牙的远中牙间隙穿过，钢丝分别位于唇面和舌面两端，其长度大于需要固定基牙近远中宽度，持针器夹持钢丝在每个牙间隙处进行“8”字形唇舌侧交叉，直至另一侧固定的基牙，将需要固定的基牙固定在一起。如牙间隙较大，可在间隙处将钢丝多交叉几圈，其长度应恰好占据牙间隙近远中宽度，这样可防止松动牙结扎后的近远中移位。最后钢丝末端拧紧，剪去多余钢丝，断端弯于牙间隙内，注意勿刺激牙龈（图 1-19-3）。钢丝固定位置应在牙齿邻接区之下、舌隆突之上，尤其要注意不能置于龈沟内而损伤牙龈及加重菌斑滞留。

（3）光敏复合树脂覆盖加固：在结扎钢丝附近的牙面，包括唇、舌及邻面，干燥隔湿后进行 50%磷酸酸蚀处理，用大量清水冲洗，吹干后牙面呈白垩色，小毛刷沾黏合剂，涂薄薄一层，光固化灯照射，再用光敏复合树脂将钢丝覆盖，树脂不宜太厚，以免光固化不完全或妨碍咬合，厚度以能遮盖钢丝使唇面不露颜色为好。用刻形刀修整树脂外表，邻面应不压迫牙间乳头，不形成悬突，不妨碍菌斑控制，以达到牙齿和牙列外形美观光滑，然后光照固化，最后打磨抛光。

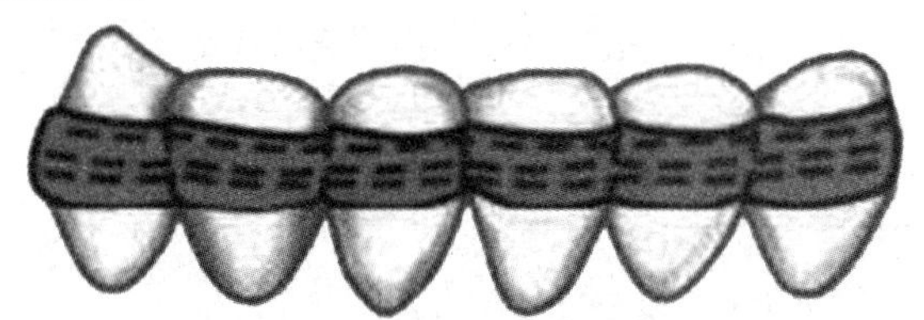

图 1-19-3　暂时性固定夹板示意图

（4）检查：固定完毕后，检查固定基牙有无咬合高点，如有咬合高点，需要做调𬌗处理。

2.纤维夹板固定的操作方法

（1）冲洗：将需粘接固定牙的区域清洁并隔湿（最好用橡皮障）。

（2）酸蚀处理：将酸蚀液涂在粘接固定牙的牙面做酸蚀处理，之后用大量水冲洗，吹干。

（3）截取相应长度的纤维带。

（4）在需要粘接牙的牙面上涂上流动树脂，注意避免材料流至牙龈处。

（5）将纤维带放置于涂有流动树脂的牙面上，在其表面再放置流动树脂。

（6）在材料完全聚合前修整树脂多余的部分，保留龈外展隙，以便于口腔卫生维护。

（7）材料凝固后进一步修整外形，调和抛光。

3.牙弓夹板固定术

（1）牙弓夹板长度与所需固定的基牙数近远宽度相一致或较多一些。

（2）把牙弓夹板放于固定基牙牙面的唇颊侧，选取一段不锈钢丝，用持针器把不锈钢丝在一侧牙弓夹板末端固定。

（3）不锈钢丝在舌侧进入基牙牙间隙内，从唇颊侧牙弓夹板下方出来，然后从牙弓夹板上方、邻间隙内不锈钢丝的下方穿出邻间隙，到达下一颗基牙的舌面，依次固定完毕，末端固定在牙弓夹板上，将各个基牙固定在一起。注意不锈钢丝位于舌侧时应在舌隆突、牙龈的上方，且不可划入舌侧牙龈内，同样邻间隙不锈钢丝位置同不锈钢丝联合复合树脂夹板一样，不得压迫龈乳头。

（4）检查：调整患牙的咬合关系，观察不锈钢丝结扎处是否磨患者唇颊软组织，如有此情况，需进行处理。

（三）术后的临床护理

叮嘱患者术后不要吃过硬食物，保持口腔卫生清洁，可用氯己定溶液漱口，每日3次。

【实训报告与评分】

1.评定学生对松牙固定术的掌握情况。

2.评定学生对松牙固定术临床指征的判断情况。

【评分标准】

考核项目及评分标准见表1-19-1。

表1-19-1　考核项目及评分标准

<table>
<tr><th>序号</th><th>考核内容</th><th>考核要点</th><th>分值</th><th>评分标准</th><th>得分</th></tr>
<tr><td rowspan="2">1</td><td rowspan="2">术前准备</td><td>器械准备</td><td>5</td><td>未出此操作扣除此分</td><td></td></tr>
<tr><td>术前消毒</td><td>5</td><td>用3%过氧化氢或者0.12%氯己定含漱1分钟。未操作扣除此分</td><td></td></tr>
<tr><td rowspan="3">2</td><td rowspan="5">操作步骤</td><td>掌握适应证</td><td>10</td><td>未出此操作扣除此分</td><td></td></tr>
<tr><td rowspan="2">不锈钢丝联合复合树脂夹板</td><td>20</td><td>选择钢丝结扎后末端弯于牙间隙内，不得损伤牙龈。操作错误扣除此分</td><td></td></tr>
<tr><td>10</td><td>树脂加固不宜太厚，影响咬合。操作错误扣除此分</td><td></td></tr>
<tr><td rowspan="2">3</td><td rowspan="2">牙弓夹板固定术</td><td>15</td><td>不锈钢丝应位于舌隆突上方，勿损伤牙龈。操作错误扣除此分</td><td></td></tr>
<tr><td>15</td><td>调整咬合关系。未出此操作扣除此分</td><td></td></tr>
</table>

续表

序号	考核内容	考核要点	分值	评分标准	得分
4	台面整理	器械的洗涤和整理	5	未出此操作扣除此分	
		台面整洁	5	未出此操作扣除此分	
5	着装情况	白大衣整洁,符合个人卫生要求	10	未穿白大衣或个人卫生较差者扣除此分	
合计			100	得分合计	

六、注意事项

1.严格掌握适应证。

(1)松牙固定术适应证:本方法适用于已经做了调颌处理,且软垢、牙石去除干净,口腔卫生良好情况下。

1)牙周炎松动:牙经牙周手术治疗组织愈合后,牙松动仍较明显且有咀嚼不适等症状,如牙列完整,可作牙齿结扎以利于牙周组织的修复再生。也可在手术前完成,可减轻手术中的创伤,有利于术后的组织修复。由于固定的力量不大,故只用于前牙。

2)因外伤而松动的牙,用夹板固定后,有利于牙周组织的修复,一般固定 8 周后便可拆除。

(2)松牙固定术的注意事项。

1)在松牙固定时应保持牙齿原来的位置,不可有牵拉移位等力量,以免造成新的创伤,甚至引起急性疼痛症状。松动牙固定后应即刻检查有无新的创伤,特别是有无早接触存在,应及时予以调整。

2)加强口腔卫生指导,教会患者如何保护好牙周夹板以及控制菌斑,比如:使用牙间隙刷清洁邻面,或者选用清洁固定桥体的专用牙线器具清洁龈间隙,并注意刷净颊舌侧牙面等。不用其咬过硬的食物。

3)一定要在松动牙两侧选择稳定的基牙,如前牙区一般选择尖牙。

4)纤维带位置要合适,一般前牙区是在接触区和舌隆突之间,后牙区在牙冠中 1/3 区域,尽量不妨碍患者的口腔卫生措施以及咬合。

2.操作中树立“爱伤观点”。

七、要点提示

在使用不锈钢丝联合复合树脂夹板时,在舌侧时钢丝固定位置在舌隆突上方,切记不要划入龈沟内，邻面不要压迫龈乳头，位于邻接区的下方牙龈乳头上方。

八、知识问答

1.简述松牙固定术的适应证。

2.简述松牙固定术的临床指征都有哪些。

（康婉露）

实训二十　病史采集与病例分析

项目一　病史采集

一、实训目标

1.掌握　病史采集的基本步骤；常见口腔内科疾病如牙体牙髓病、牙周病、口腔黏膜病的临床表现。

2.熟悉　常见口腔内科疾病的诊断要点及鉴别诊断疾病。

3.了解　常见口腔内科疾病的处理方法与预后判断。

二、实训用品

计算机、笔、记录本。

三、模拟场景

医患问诊场景。

四、学习方法

老师在计算机屏幕上展示相关主诉问题，先进行病史采集的展示。

学生2人为一组，一名同学为医生，一名同学为患者，患者诉说主诉，医生进行该主诉问题的问诊，带教老师评价，并指出其中的不足。

五、操作步骤及评分

【病史采集要点】

病史采集主要有以下要点。

1.主要症状。

2.发生部位。

3.发病时间。

4.诱发、加重及缓解因素。

5.治疗情况。

6.目前情况。

7.全身情况。

典型病例

(一)牙痛

【病史采集要点】

1.现病史。

(1)根据主诉询问。

1)病因、诱因。

2)主要症状(患者的主要痛苦):症状、发生部位、发生时间。

①疼痛的性质和程度见表1-20-1。

表1-20-1　常见疾病的疼痛性质

疾病	疼痛性质
急性牙髓炎、急性根尖周炎	尖锐剧烈痛
急性化脓性炎症	跳痛、搏动性疼痛
慢性炎症	钝痛、胀痛、隐痛
三叉神经痛	针刺、刀割、撕裂、电击样痛

②疼痛出现的时间:白天还是晚上,持续时间。

③疼痛部位:能否定位,疼痛放射范围。

④诱发、加重或缓解疼痛的因素:自发痛、冷热刺激痛、扳机点,刺激去除后疼痛立即消失(深龋),冷热刺激去除疼痛持续较长时间(牙髓炎)。

3)伴随症状:有无黏膜红肿(根尖周炎),有无牙龈出血、牙龈肿胀、牙齿松动(牙周炎),有无张口受限、面部肿胀(冠周炎)。

(2)诊疗经过。

1)是否到医院看过、做过哪些检查。

2)是否做过治疗及其效果。

3)疾病的演变发展。

2.既往史。

(1)平时身体状况,与该病相关的其他病史(如牙周疾病等),家族史,妇女月经婚育史,药物过敏史,手术史;

(2)患牙治疗、修复、牙外伤、正畸史。

3.全身情况。

(1)精神、饮食、睡眠、大小便及体重变化;

(2)有无高血压、心脏病、糖尿病,女性是否在月经期、更年期等。

【相关疾病】

1.深龋。

2.牙髓炎:可复性牙髓炎、急性牙髓炎、慢性牙髓炎、残髓炎。

3.根尖周炎:急性根尖周炎、慢性根尖周炎。

4.牙周炎、牙周-牙髓联合病变。

5.牙龈乳头炎。

6.牙周脓肿。

7.牙本质敏感症。

8.牙隐裂。

9.咬合创伤。

10.三叉神经痛。

11.急性牙槽脓肿。

12.急性上颌窦炎。

13.智齿冠周炎。

14.干槽症。

15.牙折。

注意:要看发病时间长短,病程长考虑慢性疾病,病程短考虑急性疾病或慢性疾病的急性发作。

【病例 1】

患者女,30 岁,自发痛 3 天。

请根据患者基本情况及主诉回答以下问题:

1.询问患者现病史及相关内容。

(1)有无冷热刺激痛及持续时间。

(2)有无夜间痛、阵发痛、放射痛。

(3)有无咬合痛。

(4)有无食物嵌塞。

(5)有无自发痛史。

(6)患牙有无牙体牙髓病治疗史。

2.应考虑的疾病。

(1)牙髓炎。

(2)龈乳头炎。

(3)根尖周炎。

【病例 2】

患者男,30 岁,左下后牙肿痛 3 天。

请根据患者基本情况及主诉回答以下问题:

1.询问患者现病史及相关内容。

(1)疼痛性质、剧烈程度及持续时间。

(2)引起牙痛的因素。

(3)是否有牙疼和反复肿痛的历史,是否先痛后肿。

(4)是否知道牙痛的部位,疼痛是否扩散到其他部位。

(5)是否有牙松动和食物嵌塞史。

(6)是否伴有开口受限、吞咽疼痛等其他症状。

2.应考虑的疾病。

(1)急性牙槽脓肿。

(2)急性智齿冠周炎。

(3)牙周脓肿。

(4)急性龈乳头炎。

(5)牙髓牙周联合病变。

(二)牙松动

【病史采集要点】

1.现病史。

(1)松动的时间(病程)、起病诱因。

(2)松动部位、多个牙松动还是单个牙松动。

(3)松动的伴随症状,是否有牙龈肿胀出血、口臭。

(4)是否有咬合痛或外伤史,有无咬物时硌伤。

(5)相应部位有无肿物或颌骨膨隆及出现时间。

(6)是否伴牙痛,牙痛的时间及部位。

(7)有无发热全身情况。

2.既往史:牙周治疗史,正畸治疗史,有无颌面部及邻近器官的疾病;父母有无早失牙。

3.全身情况:有无糖尿病、肿瘤。

【相关疾病】

1.牙周病:慢性牙周炎、侵袭性牙周炎、糖尿病型牙周病、咬合创伤、牙周脓肿。

2.外伤。

3.囊肿或肿瘤压迫。

4.正畸治疗。

5.急性根尖周炎。

6.乳牙滞留。

7.根尖周炎。

【病例 1】

男,56 岁。主诉:下前牙松动 3 年。

请根据患者基本情况及主诉回答以下问题:

1.询问患者现病史及相关内容。

(1)其他牙有无松动,单个牙还是多个牙松动。

(2)有无牙龈肿胀、出血。

(3)下前牙相应部位有无窦道排脓。

(4)3 年前下前牙有无外伤史、硌伤史。

(5)有无咬合痛、咬物痛。

(6)有无发热等全身情况。

2.口述可能考虑的疾病。

(1)慢性牙周炎。

(2)牙外伤。

(3)颌骨囊肿或肿瘤。

【病例 2】

男,60 岁。主诉:双侧后牙松动、咀嚼无力 2 年。

请根据患者基本情况及主诉回答以下问题:

1.询问患者现病史及相关内容。

(1)其他牙有无松动。

(2)咬合时或咬物时有无疼痛。

(3)患牙有无咬硬物硌伤史。

(4)有无牙龈红肿、出血。

(5)牙松动部位有无窦道排脓。

(6)有无全身发热史。

2.口述可能考虑的疾病。

(1)慢性牙周炎。

(2)颌骨囊肿或肿瘤。

(3)牙外伤。

（三）牙龈出血

【病史采集要点】

1.现病史。

（1）出血时间、部位。

（2）有无自发出血，出血持续时间，出血能否自行停止。

（3）有无牙龈肿胀、疼痛。

（4）有无牙齿松动、脱落。

（5）牙龈乳头有无瘤样物形成。

（6）近来是否紧张、劳累、熬夜。

2.既往史：以前有无牙龈出血史，身体其他部位有无出血后不易止住现象，有无白血病等病史，有无抗凝药物史。

3.全身情况：有无全身发热、乏力、体重减轻，是否在妊娠期、月经期、更年期。

【相关疾病】

1.牙龈炎。

（1）慢性龈炎：出血部位、牙龈肿胀及疼痛。

（2）妊娠期龈炎：怀孕。

（3）青春期龈炎：年龄。

（4）坏死溃疡性龈炎：劳累、溃疡、腐败性口臭。

（5）艾滋病牙龈病损。

2.牙周炎（慢性牙周炎、侵袭性牙周炎）：牙龈肿胀、牙齿松动。

3.牙外伤：外伤史。

4.全身系统疾病：白血病、血友病、再生障碍性贫血、血小板减少性紫癜有无自发出血；出血量及范围，能否自行止住；全身发热、乏力、体重减轻。

5.肿瘤。

【病例 1】

女，26 岁。主诉：刷牙时牙龈出血 1 年。

1.询问患者现病史及相关内容。

（1）有无自发出血，出血持续时间，出血能否自行止住。

（2）有无牙龈肿胀、疼痛。

（3）有无妊娠。

（4）牙龈出血部位。

（5）有无全身发热、乏力、体重减轻。

（6）有无牙齿松动、移位。

2.口述可能考虑的疾病。

(1)慢性龈炎。

(2)妊娠期龈炎。

(3)坏死溃疡性龈炎。

(4)慢性牙周炎。

(5)白血病牙龈病损。

【病例 2】

男,48 岁。主诉:吃东西和刷牙时牙龈出血约 1 年。

请根据患者基本情况及主诉回答以下问题:

1.询问患者现病史及相关内容。

(1)出血范围、部位、出血量。

(2)有无自发出血,出血能否自行止住。

(3)有无牙龈肿痛、口臭。

(4)有无牙齿松动、移位。

(5)有无全身发热、低热、乏力症状。

(6)有无高血压及服用抗凝药物史。

2.口述可能考虑的疾病。

(1)慢性龈炎。

(2)慢性牙周炎。

(3)坏死溃疡性龈炎。

(4)白血病牙龈病损。

(四)牙龈肥大

【病史采集要点】

1.肥大部位、范围。

2.病变是长期还是近期才有。

3.牙龈是否易出血且不易止住。

4.牙齿有无松动。

5.是否在妊娠期。

6.有无癫痫、高血压、肾移植等病史及用药史。

7.有无牙萌出困难史、家族遗传史。

8.有无发热、乏力、体重减轻等全身症状。

【相关疾病】

1.慢性龈炎。

2.药物性牙龈肥大:服药史(癫痫史、高血压史、肾移植)。

3.遗传性牙龈纤维瘤病:家族史。
4.妊娠期龈炎:妊娠期。
5.牙周炎:牙齿有无松动。
6.牙龈瘤:牙龈乳头有无瘤样肿物。
7.白血病:全身症状低热、乏力、体重减轻。
【病例】
女,26岁,牙龈肥大2年。
请根据患者基本情况及主诉回答以下问题:
1.询问患者现病史及相关内容。
(1)牙龈肥大部位、范围;
(2)有无高血压史、癫痫史、肾移植史及服药史;
(3)有无妊娠;
(4)有无牙萌出困难史、有无家族史;
(5)有无牙龈出血、牙齿松动、口臭;
(6)有无低热、乏力、体重减轻等全身状况;
(7)牙龈乳头有无瘤样肿物。
2.口述可能考虑的疾病。
(1)药物性牙龈肥大;
(2)遗传性牙龈纤维瘤病;
(3)牙龈瘤;
(4)妊娠期龈炎;
(5)慢性龈炎;
(6)白血病牙龈病损。

(五)牙龈肿痛

【病史采集要点】
1.牙龈肿痛出现的部位、范围、程度和时间。
2.有无反复发作史。
3.牙齿有无疼痛史(冷热痛,自发痛,继而牙痛消失,再出现牙龈肿痛过程)。
4.牙龈有无出血、自发还是刺激性出血。
5.有无牙齿松动、脱落。
6.有无面部肿胀、开口受限。
7.有无食物嵌塞史。
8.白血病史。
9.有无发热、乏力、体重减轻全身症状和体征。

10.有无劳累、熬夜导致机体抵抗力下降。

【相关疾病】

1.根尖周脓肿:有无牙痛及牙痛部位、性质、时间、诱发因素。

2.牙周脓肿:有无出血、牙齿松动。

3.急性龈乳头炎:有无食物嵌塞史。

4.智齿冠周炎:有无张口受限、面部肿胀。

5.全身系统性疾病:白血病,有无发热、乏力、体重减轻全身症状。

【病例 1】

女,28 岁,右下后牙牙龈肿痛 2 周。

请根据患者基本情况及主诉回答以下问题:

1.询问患者现病史及相关内容。

(1)肿痛的部位、范围;

(2)牙齿有无疼痛史;

(3)牙龈有无出血、牙齿有无松动或脱落;

(4)有无食物嵌塞史;

(5)有无开口受限、面部肿胀;

(6)有无低热、乏力、体重减轻的全身症状;

(7)有无劳累、机体抵抗力下降。

2.口述可能考虑的疾病。

(1)根尖周脓肿;

(2)牙周脓肿;

(3)急性龈乳头炎;

(4)智齿冠周炎;

(5)白血病牙龈病损。

(六)口腔黏膜溃疡

【病史采集要点】

1.有无溃疡复发史。

2.溃疡持续时间。

3.溃疡大小、深浅、数目。

4.有无局部创伤史。

5.有无外生殖器溃疡史。

6.有无皮肤病史、眼部病史。

7.有无肺结核病史。

8.有无发热史。

【相关疾病】

1.复发性阿弗他溃疡:复发史。

2.创伤性溃疡:创伤史、刺激因素。

3.白塞病:眼睛、生殖器、皮肤病变。

4.口腔癌性溃疡。

5.结核性溃疡:结核感染、发热。

6.疱疹性龈口炎:起疱史。

7.手足口病:起疱史。

8.疱疹性咽峡炎:起疱史。

【病例1】

女,28岁。主诉:口腔黏膜内溃疡7天。

请根据患者基本情况及主诉回答以下问题:

1.询问患者现病史及相关内容。

(1)溃疡大小、深浅、数目;

(2)有无溃疡复发史、溃疡持续时间;

(3)有无局部创伤史;

(4)有无肺结核病史;

(5)有无发热史;

(6)有无眼睛病变、生殖器溃疡、皮肤病变;

2.口述可能考虑的疾病。

(1)复发性阿弗他溃疡;

(2)白塞病;

(3)创伤性溃疡;

(4)口腔癌性溃疡;

(5)结核性溃疡。

(七)口腔黏膜及皮肤窦道和瘘管

【病史采集要点】

1.就诊时是否有任何症状。

2.瘘管的出现与牙髓、牙周、牙槽骨、黏膜和颌面部疾病的关系。

3.窦道是否有持续性渗出物及排出物;性质及量的变化。

4.瘘管是否有暂时封闭情况及封闭后的肿胀情况。

5.该部位有无牙齿疾病或牙疼史。

6.该部位有无外伤史或手术史、头颈部放疗史。

7.甲状舌管囊肿史。

【相关疾病】

1.慢性根尖周炎:牙痛史(冷热刺激痛、放散痛)。

2.牙周脓肿:牙龈肿胀、出血、牙齿松动。

3.牙周-牙髓联合病变。

4.慢性智齿冠周炎:开口受限、面部肿胀。

5.慢性中央性颌骨骨髓炎。

6.颌骨放射性骨坏死:放疗史。

7.涎瘘:外伤史。

8.先天性瘘管:甲状舌管瘘管、鳃裂瘘、先天性下唇窦道。

【病例 1】

男,45 岁,左侧面颊部瘘口溢脓半年。

请根据患者基本情况及主诉回答以下问题:

1.询问患者现病史及相关内容。

(1)左侧后牙区有无牙痛、牙松动、反复肿痛史;

(2)瘘口形成前是否有左侧面颊部反复肿胀;

(3)脓液颜色、性状;

(4)左侧面部有无放疗史、外伤史;

(5)是否有发热、口臭、下唇麻木等症状,炎症与下唇麻木的先后顺序;

(6)有无开口受限、面部肿胀史;

(7)抗生素治疗效果如何;

(8)是否拍摄 X 射线片;

(9)询问治疗史。

2.口述可能考虑的疾病。

(1)慢性根尖周炎;

(2)慢性冠周炎;

(3)化脓性颌骨骨髓炎;

(4)放射性颌骨骨髓炎;

(5)咬肌间隙感染。

(八)口腔黏膜白色斑纹

【病史采集要点】

1.白色病损的发病时间、治疗史(免疫抑制剂等)。

2.有无吸烟、饮酒、咀嚼槟榔史。

3.有无精神创伤史。

4.有无皮肤病损。

5.有无家族史。

6.有无梅毒病史。

7.有无艾滋病史。

8.日晒情况。

【相关疾病】

1.扁平苔藓:心理因素,可伴皮损。

2.口腔白斑病:吸烟等其他刺激因素。

3.白色角化症:物理、化学刺激,光滑、柔软。

4.白色水肿:牵拉口角变浅或消失。

5.白色海绵状斑痣:家族史。

6.梅毒黏膜斑:梅毒接触史,皮肤梅毒玫瑰疹。

7.毛状白斑:艾滋病接触史。

8.慢性盘状红斑狼疮:日晒有关,家族史,面部"蝴蝶斑",唇部白色放射状条纹,边缘不规则,界限清。

9.苔藓样反应:药物、银汞合金、金属冠。

【病例 1】

男,68 岁,口腔颊部黏膜白色斑块 1 年。

请根据患者基本情况及主诉回答以下问题:

1.询问患者现病史及相关内容。

(1)最初发现时斑纹面积、形状、质地;

(2)近期有无加重,是否伴味觉减退、溃疡出血、疼痛等其他症状;

(3)有无长期吸烟、喝酒史及吸烟、饮酒量,是否喜食过烫、辛辣食物;

(4)有无精神紧张史;

(5)有无局部刺激因素;

(6)有无皮肤损害;

(7)有无梅毒病史、艾滋病史、家族史。

2.口述可能考虑的疾病。

(1)口腔白斑病;

(2)口腔扁平苔藓;

(3)白色角化症;

(4)白色海绵状斑痣;

(5)毛状白斑;

(6)梅毒黏膜斑。

(九)口腔异味

【病史采集要点】

1.自己感觉到异味还是周围人告之口腔有异味。

2.口腔异味出现的时间、气味种类。

3.口腔异味的出现是否有诱因,是否服用了有气味的食物和饮料。

4.有无牙龈出血、红肿、疼痛,牙龈是自发性出血还是刷牙出血,有无牙龈脓肿或溃疡。

5.有无牙齿松动、脱落,单个牙还是多个牙松动。

6.有无牙痛,疼痛与刺激的关系,有无冷热痛、放射痛、夜间痛,有无残冠、残根。

7.口腔内有无肿块,肿块有无溃疡或坏死,是否疼痛。

8.近来是否过度劳累或精神紧张。

9.是否伴有鼻咽部或胃部不适。

10.有无胃部反酸、打嗝症状。

11.吸烟及服用药物情况。

【相关疾病】

1.龋病(产酸)。

2.慢性龈炎、急性龈乳头炎、急性坏死性溃疡性龈炎(劳累熬夜、牙龈坏死、腐败口臭)。

3.牙周炎、牙周脓肿:牙龈出血、肿胀、牙齿松动。

4.球菌性口炎:黏膜上假膜。

5.智齿冠周炎(面部肿胀、开口受限)、干槽症(拔牙史)、口腔癌(口腔内瘤样改变)。

6.呼吸系统、消化系统疾病:胃肠道疾病(肠胃部不适)、慢性鼻窦炎(鼻部不适)。

7.外源性异味。

【病例】

男,40岁,自觉口腔异味3个月。

请根据患者基本情况及主诉回答以下问题:

1.询问患者现病史及相关内容。

(1)口腔异味出现的时间、种类;

(2)饮食习惯,是否摄入外源有气味的食物、饮料;

(3)异味有无进行性加重;

(4)有无牙痛史、牙龈出血、牙齿松动、牙周溢脓及口腔溃疡;

(5)有无开口受限、面部肿胀史;

(6)有无鼻部不适、胃肠道不适。

2.口述可能考虑的疾病。

(1)龋病;

(2)慢性牙周炎;

(3)牙周脓肿;

(4)智齿冠周炎;

(5)慢性胃病;

(6)慢性鼻窦炎。

六、注意事项

1.熟知常见口腔内科疾病的问诊特点。

2.能够具有良好的语言组织能力,具有爱伤意识。

3.熟练问诊的技能,做到思路清晰、条理性强、语言得体。

七、要点提示

1.牙体牙髓疾病:龋病、牙髓病、根尖周病。

2.牙周疾病:牙龈炎、牙周炎、牙周脓肿、牙周-牙髓联合病变。

3.口腔黏膜疾病:溃疡类疾病、斑纹类疾病、变态反应性疾病。

八、知识问答

1.引起牙痛的常见口腔疾病。

2.引起口腔异味的常见口腔疾病。

项目二　病例分析

一、实训目标

1.掌握　常见口腔内科疾病的临床表现、诊断、鉴别诊断及治疗原则。

2.熟悉　病例分析的步骤。

3.了解　常见口腔内科疾病的处理方法与预后判断。

4.具有　爱伤意识。

二、实训用品

计算机、笔、记录本。

三、模拟场景

诊室内病例分析场景。

四、学习方法

老师在计算机屏幕上展示病历摘要,并对该病历进行分析。

学生 5 人为一组,分组讨论,由一名同学主讲,老师对讲解内容进行评价、评分并指出不足。

五、操作步骤及评分

【临床思辨】

临床思辨总结为图 1-20-1。

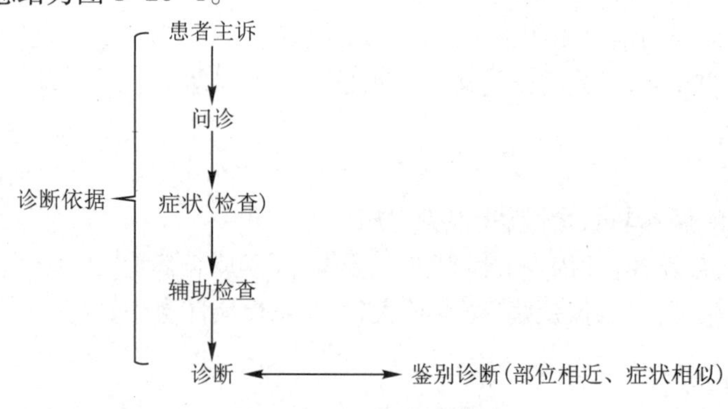

图 1-20-1　临床思辨图

诊断名词小结:

1.牙体牙髓病学:牙位+部位+疾病名称,如右下 6 𬌗面深龋。

2.牙周病学:只诊断病名,如慢性牙龈炎。

3.黏膜病:病名+分型,如急性假膜型念珠菌病(雪口病、鹅口疮)。

(一)龋病(图 1-20-2)

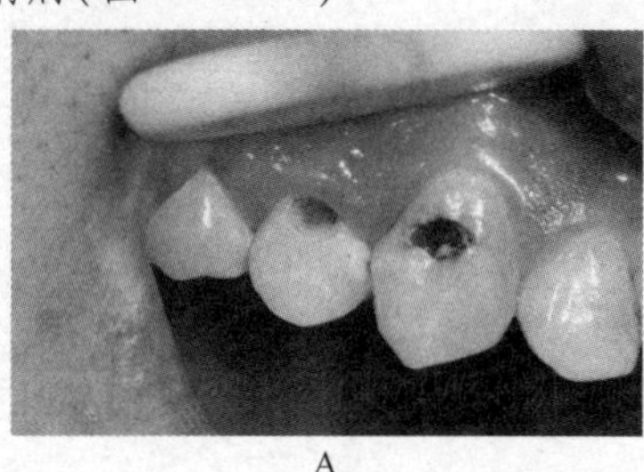

A

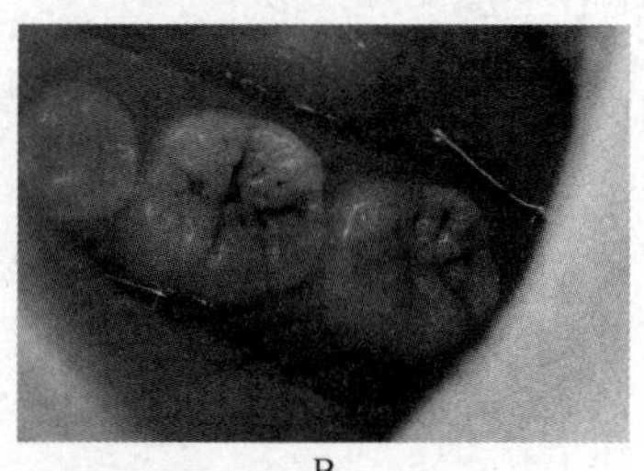

B

图 1-20-2　平滑面龋、牙𬌗面窝沟龋

A.平滑面龋　　B.𬌗面窝沟龋

1.诊断要点见表 1-20-2、表 1-20-3。

表 1-20-2　龋病的临床表现与诊断标准

	浅龋	中龋	深龋
病变部位	釉质或牙骨质	牙本质浅层	牙本质中层或深层
质改变	软	软	软
症状	无;可卡探针	酸甜敏感	探针敏感;冷热刺激痛
激发痛	无	刺激入洞引起一过性敏感	刺激入洞引起一过性疼痛
温度测试	正常或同对照牙	正常或同对照牙	正常或同对照牙
X 射线	釉质层 X 射线透射	釉质和牙本质浅层 X 射线透射	牙本质深层 X 射线透射

表 1-20-3　龋病不同分类

猖獗龋	短期内(6~12 个月);多个牙同时发生龋坏,累及下切牙;头颈部放疗后龋损增加(放射龋)
继发龋	已有修复体边缘或底部发生龋坏,X 射线见修复体周围或底部牙组织密度降低
再发龋	原发龋损修复后在同一牙其他部位发生的龋损
静止龋	浅碟状,探诊质地硬

2.鉴别诊断见表 1-20-4、表 1-20-5。

表 1-20-4　浅龋的鉴别诊断

浅龋	釉质矿化不全	釉质发育不全	氟牙症
细菌为主的多因素		婴幼儿时期高热史	高氟生活史
白垩或深褐色	白垩色	黄色或褐色	白垩色至深褐色
软,表面粗糙	表面光滑	局部硬而光滑	硬
釉质或牙骨质	牙面任何部位	对称性分布	对称性分布(地区有关)

表 1-20-5　深龋的鉴别诊断

	深龋	可复性牙髓炎	慢性牙髓炎
自发痛	无	无	有自发痛史
激发痛	刺激入洞引起一过性疼痛	一过性敏感	冷热刺激痛,疼痛持续时间较久
温度测试	同对照牙	一过性敏感	敏感,迟钝(迟缓痛)
叩痛	-	-	±或+

儿童龋病类型:

(1)急性龋多见,质软,湿润;

(2)喂养龋(奶瓶龋、奶瓶综合征),上前牙唇面,喂养不当。

3.治疗(表1-20-6)。

表1-20-6　龋病的治疗

浅龋	无缺损的再矿化、预防性树脂充填;已有龋洞充填治疗
中龋	垫底充填
深龋	安抚治疗;间接盖髓;垫底充填
继发龋	去除充填体及腐质后充填治疗
猖獗龋	制订全口患牙的治疗和防龋计划
喂养龋	改变不良饮食习惯,改善口腔卫生状况;局部涂氟;药物治疗或充填治疗

【病例摘要1】

患者,女,12岁。

主诉:口腔检查发现右下后牙"虫牙",要求治疗。

现病史:因学校组织口腔检查,发现右下后牙发黑,建议补牙。无自我感觉。

既往史:否认有全身系统性疾病、传染病及药物过敏史。

检查:46 𬌗面窝沟呈棕色不透明。探针尖端稍加压力可插入,探质软,冷测(-),叩诊(-)牙龈无红肿,未探及牙周袋,无松动。45咬合面中央窝有一锥形突起的牙尖,高度约3 mm,无磨损,探诊(-),冷测(-),叩诊(-),牙龈及黏膜转折处未见明显异常。

1.主诉疾病的诊断、诊断依据和鉴别诊断。

2.非主诉疾病的诊断和诊断依据。

3.主诉疾病的治疗原则。

4.全口其他疾病的治疗设计。

【参考答案】

1.主诉疾病诊断　46咬合面浅龋。

诊断依据:

(1)自觉症状:患者无任何感觉;

(2)病史:口腔检查发现"虫牙";

(3)46咬合面窝沟棕色不透明;

(4)探针尖端稍加压力可插入且有软感,不易取出;

(5)冷测(-)。

鉴别诊断:正常窝沟、釉质发育不全、氟牙症、釉质矿化不全。

2.非主诉疾病诊断　45畸形中央尖。

诊断依据:

(1)45咬合面中央窝高3 mm锥形突起的牙尖;

(2)牙尖无磨耗,探诊(-),冷测(-),叩诊(-);

(3)牙龈及黏膜转折处未见明显异常。

3.主诉疾病治疗　46充填治疗(46去龋备Ⅰ类洞,永久充填)。

4.非主诉疾病治疗

(1)若畸形中央尖与对颌牙无接触,可不做处理,定期复查观察;

(2)若畸形中央尖有接触,可少量多次磨除,或磨除中央尖垫底充填。

【病例摘要2】

患者,女性,35岁,工人。

主诉:左下后牙遇冷热、食物嵌塞痛2月余。

现病史:2个月前左下后牙遇冷热饭及喝冷饮疼痛,随之出现塞牙引起疼痛,剔除嵌塞物立刻舒服,无自发疼痛。

既往史:否认有全身系统性疾病、传染病及药物过敏史。

检查:37𬌗面深洞内有大量嵌塞的食物,去除嵌塞的食物,洞壁、洞底色黑,探诊(++),洞底质软,冷测(+),冷刺激去除后疼痛立即消失,叩诊(-)。去腐质敏感,去净腐质未见穿髓孔。38近中阻生,冠周组织无红肿。牙体未见龋洞,探牙体光滑。无对颌牙。

1.主诉疾病的诊断、诊断依据和鉴别诊断。

2.非主诉疾病的诊断和诊断依据。

3.主诉疾病的治疗原则。

4.全口其他疾病的治疗设计。

【参考答案】

1.主诉疾病诊断　37咬合面深龋。

诊断依据:

(1)病史:冷热刺激痛,窝洞有龋损形成易嵌塞食物;

(2)无自发痛;

(3)37深龋洞内有大量食物嵌塞,去除嵌塞的食物,洞壁、洞底色黑,质软;

(4)去净腐质未穿髓;

(5)探诊(++),冷测(+),叩诊(-),冷刺激去除后疼痛立即消失。

鉴别诊断:可复性牙髓炎、慢性闭锁性牙髓炎。

2.非主诉疾病诊断　38近中阻生。

诊断依据:

(1)38近中阻生,冠周组织无红肿;

(2)牙体未见龋洞,探牙体光滑;

(3)无对颌牙。

3.主诉疾病治疗　37充填术(37常规去腐,制备Ⅱ类洞,双层垫底,永久充填);必要时行盖髓术或安抚治疗后再充填。

4.非主诉疾病治疗　择期拔除38。

（二）牙髓病

牙髓病的分类见图1-20-3。

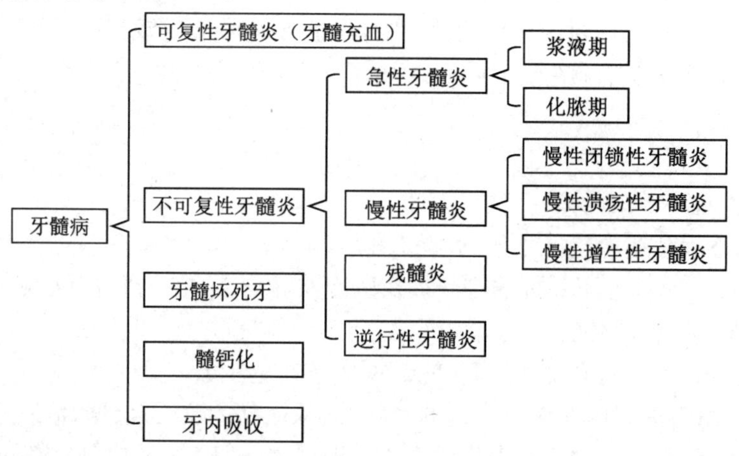

图1-20-3　牙髓病的分类

1.诊断要点见表1-20-7~表1-20-9。

表1-20-7　牙髓炎的临床表现与诊断要点

	可复性牙髓炎（牙髓充血）	不可复性牙髓炎	
		急性牙髓炎	慢性牙髓炎
临床表现	冷热刺激痛，冷刺激更敏感；去除刺激后，疼痛很快消失	自发痛、阵发痛、夜间痛、放散痛，疼痛不能定位；化脓期：热痛冷缓解	隐痛、钝痛，可定位患牙
自发痛	无	有	可有自发痛史
温度测试	一过性敏感	敏感（疼痛）	迟缓痛
叩诊	无（-）	（±）	（±）或（+）

表1-20-8　慢性牙髓炎的分类及临床表现

	慢性牙髓炎		
病理分型	慢性闭锁性牙髓炎	慢性溃疡性牙髓炎	慢性增生性牙髓炎
特点	无穿髓孔；温度测试迟钝	可见髓腔穿孔，引起剧烈疼痛	穿髓孔大，洞内有增生息肉，探诊极易出血

表 1-20-9

	残髓炎	逆行性牙髓炎	牙髓坏死
病史	牙髓治疗史	牙周病史	牙冠变色、外伤史
检查	根管探痛；强温度测试，迟缓痛或有感觉	无牙体硬组织疾病或龋坏；牙髓炎症状，叩(+)~(++)	温度测试，电活力测试均无反应
X线		根尖区牙槽骨破坏或根分叉病变	根尖周影像无异常
鉴别诊断	牙髓炎、三叉神经痛	牙髓炎、牙周炎、三叉神经痛	牙髓炎、深龋、慢性根尖周炎

2.鉴别诊断见表1-20-10~表1-20-13。

表 1-20-10　可复性牙髓炎的鉴别诊断

	可复性牙髓炎	深龋	慢性牙髓炎	牙本质敏感症
自发痛	无	无	有	无
冷热刺激	一过性	刺激入洞一过性疼痛	持续	机械刺激尤为敏感
温度测试	一过性敏感	同对照牙	敏感或迟缓痛	
叩痛	无	无	(±)	无

表 1-20-11　急性牙髓炎的鉴别诊断

	急性牙髓炎	三叉神经痛	急性龈乳头炎	急性上颌窦炎
疼痛部位	不能定位	三叉神经分布区域	牙龈乳头，可定位	上颌前磨牙、磨牙区域同时受累
疼痛性质	自发痛、阵发痛、夜间痛、放散痛	有扳机点、刀割样、电击样、针刺样疼痛，无夜间痛	持续性胀痛	持续性胀痛，伴头痛、鼻塞
检查	深龋等，温度测试引起剧痛	间歇期无明显体征	牙龈乳头充血水肿，触痛明显	上颌窦前壁压痛，牙可无明显异常

表 1-20-12　牙髓息肉的鉴别诊断

	牙髓息肉	牙周膜息肉	牙龈息肉
息肉来源	炎症牙髓	根分叉处牙周膜	患牙邻面龋洞，牙龈乳头增生
症状	一般无自发痛		
检查	探诊无痛但易出血		
X线	髓腔影像不连续	髓室底影像不连续	髓腔、髓室底影像完整

表 1-20-13　慢性牙髓炎的鉴别诊断

	慢性牙髓炎	深龋	可复性牙髓炎	干槽症
自发痛	可有自发痛史	无	无	有
冷热刺激	持续性	刺激入洞一过性疼痛	一过性	拔牙史,拔牙后 2~3 天,剧痛,放散痛
温度测试	疼痛或迟缓痛	同对照牙	一过性敏感	
叩痛	(±)	(-)	(-)	

3.治疗牙髓病的治疗见表 1-20-14、表 1-20-15。

表 1-20-14　牙髓病的治疗

可复性牙髓炎	牙髓疾病	逆行性牙髓炎
安抚(间接盖髓)+充填治疗	根管治疗+冠修复 急性牙髓炎:开髓引流	a.根据牙周病变程度决定是否保留患牙 b.若能保留患牙,根管治疗+牙周治疗 c.必要时患牙根截除,保留患牙 d.牙周病变严重,拔除患牙

表 1-20-15　乳牙、年轻恒牙、恒牙牙髓病的治疗

	冠髓感染	根髓感染	特点
乳牙	活髓切断	根管治疗	慢性炎症为主,自觉症状不明显
年轻恒牙	管治疗	根尖诱导成形术	
恒牙			

【病例摘要 1】

患者,女,18 岁,学生。

主诉:右上后牙自发性阵发性痛 2 天。

现病史:右上后牙经常嵌塞食物,遇冷热、酸甜敏感,昨天突然自发性剧痛、夜间痛不能入睡,服"止痛片"无效,今来就诊。

既往史:否认有其他全身系统性疾病、传染病及药物过敏史。

检查:16 殆面深龋近髓,洞底有大量软化牙本质,探诊(+),未探及穿髓孔,冷热诊(++),且疼痛持续较长时间,牙髓电活力测试结果 14(对照牙 25),叩诊(-),松动(-)。12 舌隆突呈圆锥形牙尖,光滑,质硬,无磨损,有光泽。探诊(-),冷热诊(-),叩诊(-),根尖部牙龈无窦道。X 射线片显示根尖发育完成,未见明显暗影。

1.主诉疾病的诊断、诊断依据和鉴别诊断。

2.非主诉疾病的诊断和诊断依据。

3.主诉疾病的治疗原则。

4.全口其他疾病的治疗设计。

【参考答案】

1.主诉疾病诊断　16 急性浆液性牙髓炎。

诊断依据：

(1)疼痛性质：自发性、阵发性剧痛、夜间痛不能入睡；

(2)16 深龋近髓，探诊(+)；

(3)温度测试阳性，叩诊(-)；

(4)牙髓电活力测试比对照牙增高。

鉴别诊断：

(1)急性龈乳头炎：持续性胀痛，牙龈红肿；

(2)急性上颌窦炎：上颌窦前壁压痛，头痛，鼻塞；

(3)三叉神经痛：有扳机点，刀割样、电击样、针刺样疼痛。

2.非主诉疾病诊断　12 畸形舌侧尖。

诊断依据：

(1)12 舌隆突呈圆锥形牙尖，光滑，质硬；

(2)探诊(-)，冷热诊(-)，叩诊(-)，根尖部牙龈无窦道；

(3)X 射线片显示根尖发育完成，未见明显暗影。

3.主诉疾病治疗

(1)方案一：应急治疗，开髓引流，丁香油棉球安抚，缓解患牙急性症状；若观察无症状再行方案二；

(2)方案二：16 根管治疗一次性完成+冠修复。

4.非主诉疾病治疗　12 暂不处理(牙尖质硬，光滑，无磨损，有光泽)；观察(牙尖有无磨损、牙髓情况、舌面龋发生)。

【病例摘要 2】

患者，女，35 岁，工人。

主诉：右上后牙遇冷热刺激不适感半年余。

现病史：半年来右上后牙遇冷热刺激不适感，尤其吸凉风时明显，偶有自发性隐痛，尚不影响进食。

既往史：1 年前右上后牙曾经有过类似症状，未治疗自行消失。否认有其他全身系统性疾病、传染病及药物过敏史。

检查：15 近中邻面颈部深龋，探诊(+)质软，无穿髓孔。冷热试验引起迟缓性疼痛，刺激去除后仍延续较长时间，牙髓电活力测试 42(对照牙 26)。叩诊(+)，无松动。12~

22 唇侧切端 1/3 有黄褐色斑块，表面光滑，无釉质缺损。

1.主诉疾病的诊断、诊断依据和鉴别诊断。

2.非主诉疾病的诊断、诊断依据和鉴别诊断。

3.主诉疾病的治疗原则。

4.全口其他疾病的治疗设计。

【参考答案】

1.主诉疾病诊断　15 慢性闭锁性牙髓炎。

诊断依据：

(1)病史：15 冷热刺激痛，偶有自发性隐痛；

(2)15 近中颈部深龋，未见穿髓孔，探诊不敏感；

(3)15 温度测试迟缓痛，刺激去除后仍延续较长时间；

(4)15 牙髓电活力测试明显比对照牙低；

(5)叩诊(+)，无松动。

鉴别诊断：

(1)深龋：无自发痛，温度测试同对照牙；

(2)可复性牙髓炎：温度测试一过性敏感；

(3)干槽症：拔牙史。

2.非主诉疾病诊断　12~22 氟牙症。

诊断依据：12~22 唇侧切端 1/3 有黄褐色斑块，表面光滑，无釉质缺损。

3.主诉疾病治疗　15 根管治疗+冠修复。

4.非主诉疾病治疗　12~22 外漂白法或光敏树脂修复。

(三)根尖周炎

根尖周炎的分类见图 1-20-4。

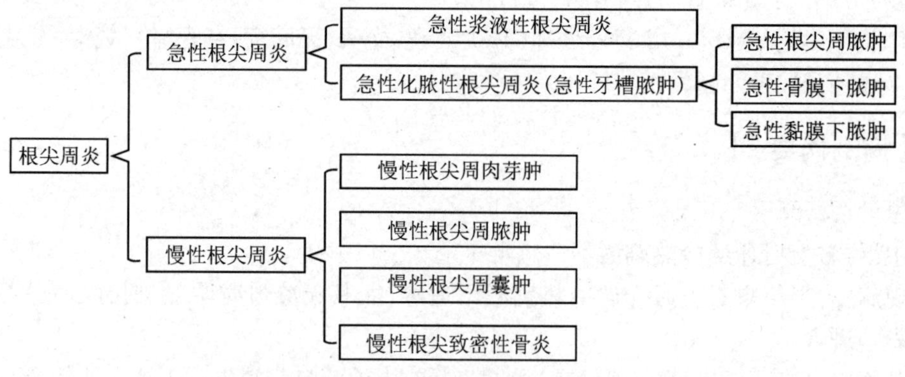

图 1-20-4　根尖周炎的分类

1.诊断要点(表 1-20-16~表 1-20-18)。

表 1-20-16　急性根尖周炎的诊断要点

症状及体征	急性根尖周炎			
	急性浆液性根尖周炎	急性化脓性根尖周炎		
		根尖周脓肿	骨膜下脓肿	黏膜下脓肿
疼痛	咬合痛;患牙浮出感(紧咬牙反而缓解),自发性持续性钝痛	自发性持续性跳痛	跳痛剧烈	减轻
叩痛	+,+ +,+~++	+ +~+ + +	+ + +	+ +~+
扪诊	不适	疼痛	极痛,深部波动感	波动感明显
根尖部牙龈	无变化	潮红	移行沟变浅	根尖区黏膜肿胀局限半球形隆起
全身症状	无	无或轻	乏力、发热	减轻或无
鉴别诊断	急性牙髓炎:阵发性疼痛,不能定位,温度刺激敏感 牙周脓肿:有深牙周袋,牙体完整,多有牙髓活力			

表 1-20-17　慢性根尖周炎的诊断要点

	慢性根尖周炎			
	慢性根尖周肉芽肿	慢性根尖周脓肿	慢性根尖周囊肿	慢性根尖致密性骨炎
临床表现	无明显自觉症状,咀嚼不适;牙冠变色,牙髓无活力,根尖周致密性骨炎牙髓可有活力;叩(±),根尖部可见窦道口;X 射线显示根尖周异常;根尖部半球状隆起,扪诊乒乓球样感,考虑根尖周囊肿			
X 线(鉴别诊断)	根尖部圆形或椭圆形边界清楚透射区,不超过 1 cm	根尖边界模糊透射区,周围骨质疏松呈云雾状	根尖圆形透射区有阻射白线环绕	根尖骨质局限性的致密性阻射影像,无透射区,多下颌后牙

表 1-20-18　乳牙和年轻恒牙的诊疗特点

	乳牙和年轻恒牙根尖周炎
诊疗特点	慢性炎症为主;牙龈红肿和瘘管;松动和叩痛;X 线:确定牙根吸收情况及恒牙胚情况
治疗	乳牙:根管治疗 年轻恒牙:根尖诱导成形术

2.鉴别诊断(表 1-20-19)。

表 1-20-19　牙槽脓肿与急性牙周脓肿的鉴别诊断

	急性根尖周脓肿(牙槽脓肿)	急性牙周脓肿
牙体情况	龋病或近髓的非龋性疾病	一般无龋
牙髓活力	多无	多有
疼痛程度	重	相对较轻
牙周袋	无	有
脓肿部位	范围弥散,靠近根尖;中心位于龈颊沟附近	局限于牙周袋,较近龈缘
牙松动度	松动较轻,但也可十分松动,消肿后牙可恢复稳固	松动明显,消肿后仍松动
X 射线片	无明显异常,若慢性根尖周炎急性发作,根尖周牙槽骨出现透射影像	牙槽骨嵴破坏,可有骨下袋

3.治疗。

根尖周病的治疗见表 1-20-20。

表 1-20-20　根尖周病的治疗

根尖周炎	根管治疗+(择期)冠修复
急性根尖周炎	开髓引流,疏通根管;骨膜下脓肿和黏膜下脓肿切开引流;适当调殆,全身抗炎止痛药物
有窦型慢性根尖周炎	待窦道闭合后再进行充填(冠修复);必要时皮肤窦道手术

【病例摘要】

患者,男,45 岁,职员。

主诉:右上后牙肿胀疼痛 4 天余。

现病史:4 天来右上后牙自发性持续性跳痛,口服“布洛芬”无效,跳痛越加剧烈,牙齿浮出、伸长、松动,不敢咬食物;牙床肿胀且有触痛;影响进食和睡眠,发热,全身乏力。

既往史:喜欢吃有韧性和较硬食物,曾用牙齿开酒瓶盖后有过冷热疼痛,未做过治疗。否认有其他全身系统性疾病、传染病及药物过敏史。

检查:16 咬合面磨损,牙尖陡高,远中发育沟加深,有色素沉着,越过边缘嵴,表面涂

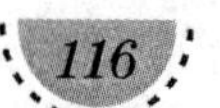

2%碘,随后乙醇脱碘,可见发育沟内着色。冷测(-),牙髓电活力测试无反应,叩痛(+++),松动Ⅲ。面部右侧明显肿胀,皮肤不红肿。16 黏膜移行皱襞变浅,根尖部牙龈红,肿胀较局限,触痛明显,扪诊深部有波动感。痛苦面容,精神疲惫,体温 38.2 ℃。左侧颊黏膜微红,可见珠光白色条纹,呈网状交错。

1.主诉疾病的诊断、诊断依据和鉴别诊断。

2.非主诉疾病的诊断、诊断依据。

3.主诉疾病的治疗原则。

4.全口其他疾病的治疗设计。

【参考答案】

1.主诉疾病诊断　16 急性化脓性根尖周炎(骨膜下脓肿);16 牙隐裂。

诊断依据:

(1)有自发性持续性跳痛,牙齿浮出、伸长、松动,不敢咬食物,牙床肿胀;

(2)曾用牙齿开酒瓶盖后有过冷热疼痛,有咬韧性和较硬食物习惯;

(3)16 黏膜移行皱襞变浅,根尖部牙龈红,肿胀较局限,触痛明显;

(4)温度测试无反应,电活力测试无反应;

(5)叩痛(+++),松动Ⅲ;

(6)面部右侧明显肿胀,龈颊沟变浅,根尖部牙龈红,肿胀较局限,触痛明显,扪诊深部有波动感;

(7)伴随全身症状,发热、乏力。

鉴别诊断:

(1)急性牙髓炎:自发性阵痛,放散痛,疼痛不能定位;

(2)急性牙周脓肿:牙周炎病史,黏膜肿胀局限于牙周袋,近龈缘。

2.非主诉疾病诊断　左颊部黏膜扁平苔藓。

诊断依据:左侧颊黏膜微红,可见珠光白色条纹,呈网状交错。

3.主诉疾病治疗

(1)16 先行应急治疗(磨改过陡牙尖),建立引流途径;

1)开髓拔髓,通畅根管引流;

2)行骨膜下脓肿切开;

3)疏通根管时防止器械折断、器械滑脱及过氧化氢液冲洗根管发生皮下气肿。

(2)全身给抗生素和支持疗法;

(3)急性炎症消退后行根管治疗术(尽量缩短疗程);

(4)因系隐裂牙,永久充填材料用光敏树脂,不能用银汞充填;

(5)建议 16 做全冠。

4.非主诉疾病治疗　调理全身情况,局部应用肾上腺皮质激素软膏、药膜、含片、气雾剂等。

(四)牙本质敏感症

牙本质敏感症是指牙齿受到外界刺激,出现短暂、尖锐疼痛或不适的现象。刺激有机械刺激(摩擦、咬硬物)、温度刺激(冷热)、化学刺激(酸甜)、渗透压等。

1.诊断要点:

(1)刺激痛,机械刺激尤为敏感,温度、化学刺激痛;

(2)牙髓活力测试反应敏感,刺激去除,症状立即消失;

(3)探诊牙本质敏感;

(4)牙面过度暴露,牙本质暴露。

2.鉴别诊断:浅龋、中龋、深龋。

3.治疗:

(1)药物脱敏治疗,封闭牙本质小管;

(2)物理治疗、激光脱敏、电凝脱敏充填治疗;

(3)修复治疗:充填、冠修复;

(4)近髓做牙髓治疗。

【病例摘要】

患者,男,40岁,教师。

主诉:右侧后牙酸痛约3个月。

现病史:3个月以来,刷牙,吃酸、甜食和咬硬物时右侧上后牙酸痛,无自发痛。

既往史:否认全身系统性疾病及传染病和药物过敏史。

检查:11~15、33、41、43牙颈部楔状深沟,边缘整齐,表面光滑坚硬,有色素沉着,冷测(-),叩诊(-)。11~15探诊敏感。21~25牙颈部有白色充填物,与牙色不协调,表面粗糙。冷测(-),叩(-)。34、44残根达龈下,无窦道,叩诊(-),无松动。全口牙龈退缩3~4 mm,色粉红,质坚韧。牙石(++),无牙周袋及松动。

1.主诉疾病的诊断和诊断依据。

2.非主诉疾病的诊断和诊断依据。

3.主诉疾病的治疗原则。

4.全口其他疾病的治疗设计。

【参考答案】

1.主诉疾病诊断　11~15楔状缺损并发牙本质敏感症。

诊断依据:

(1)病史:刷牙、吃酸、甜食和咬硬物时酸痛;

(2)无自发痛,冷测(-),叩诊(-);

(3)11~15牙颈部楔状深沟,边缘整齐,表面光滑坚硬,机械刺激敏感。

2.非主诉疾病诊断　34、44牙体缺损;牙龈退缩;33、41、43、21~25楔状缺损(21~25

充填后)。

诊断依据:

(1)34、44 残根;

(2)全口牙龈退缩 3~4 mm,但色、质正常;

(3)33、41、43 牙颈部楔状深沟,探针不敏感;

(4)21~25 牙颈部有白色充填物。

3.主诉疾病治疗

(1)11~15 充填术;

(2)采用正确的刷牙方法,避免横刷。

4.非主诉疾病治疗

(1)34、44 拍 X 线片,如果根足够、牙周组织正常,可行冠延长术、根管治疗后桩冠修复,否则拔除残根;

(2)33、41、43 充填术;

(3)建议 21~25 重新充填;

(4)全口龈上洁治术。

(五)慢性龈炎

慢性龈炎的临床表现见表 1-20-21。

表 1-20-21　慢性龈炎的临床表现

	正常牙龈组织	慢性龈炎
色	粉红	鲜红,刷牙或咬硬物时牙龈出血
形	边缘菲薄贴合牙面,龈缘呈扇贝状	肿胀,点彩消失
质	坚韧	坚硬或松软
龈沟深度	<3 mm	>3 mm
探诊出血	不出血	出血

1.诊断要点。

慢性龈炎:牙龈的炎症主要位于牙龈乳头和游离龈,是牙龈病中最常见的疾病,又称慢性龈缘炎或单纯性龈炎或边缘性龈炎。

(1)龈缘有菌斑、牙石。

(2)牙龈色形质改变,探针出血。

(3)无附着丧失和牙槽骨吸收。

2.鉴别诊断见表 1-20-22。

表 1-20-22　慢性牙周炎的鉴别诊断

	特点	附着丧失
慢性牙周炎	探到釉牙骨质界;形成牙周袋,X 线示牙槽骨吸收	有
HIV 相关性牙龈炎	牙龈线形红斑	无
血液病引起的牙龈出血	自发性出血;全口牙龈;全身症状	
坏死性溃疡性龈炎	劳累熬夜;自发性出血;牙龈坏死;腐败性口臭	
慢性龈炎	一般无自发性出血,刷牙咬硬物出血;X 射线示无牙槽骨吸收	

3.治疗。

(1)去除病因:洁治,去除菌斑;

(2)药物治疗:过氧化氢冲洗,碘剂上药;

(3)疗效维护,防止复发:口腔卫生指导。

【病例摘要】

患者,女,64 岁。

主诉:牙龈出血 2 年。

现病史:2 年来刷牙时牙龈出血,可自行止住,偶有咬硬物出血。牙齿无明显疼痛,无松动,要求治疗。牙遇冷、热不适。3 年前左上后牙因残根拔除后,已行活动义齿修复,功能良好。

既往史:否认全身疾病史,否认药物过敏史。

检查:牙石(+)~(++),全口牙龈轻度红肿,龈乳头圆钝,质松软。未触及附着丧失。左上 456 缺失,可摘局部义齿修复体密合,固位咬合关系良好。左下 4 颊侧牙颈部龋,探洞深达牙本质浅层,温度测试同正常对照牙,叩痛(-)。

1.主诉疾病的诊断、诊断依据和鉴别诊断。

2.非主诉疾病的诊断和诊断依据。

3.主诉疾病的治疗原则。

4.全口其他疾病的治疗设计。

【参考答案】

1.主诉疾病诊断　慢性龈炎。

诊断依据:

(1)病史:长期刷牙出血,偶咬硬物出血;

(2)有全口牙石,牙龈红肿,龈乳头圆钝,质松软;

(3)未触及附着丧失。

鉴别诊断:

(1)慢性牙周炎:有牙周袋,附着丧失,X 射线示有牙槽骨丧失;

(2)HIV 相关性牙龈炎:牙龈线形红斑;

(3)血液疾病引起的牙龈炎:自发性出血,全身表现;

(4)坏死性溃疡性龈炎:自发性出血,牙龈坏死,腐败性口臭。

2.非主诉疾病诊断　左下 4 颊侧中龋;上颌牙列缺损。

诊断依据:

(1)左下 4 颊侧牙颈部龋,深达牙本质浅层;

(2)温度测试同正常对照牙,叩痛;

(3)左上 456 缺失。

3.主诉疾病治疗

(1)龈上洁治;

(2)疗效维护,防止复发;口腔卫生指导。

4.非主诉疾病治疗

(1)左下 4 复合树脂粘接修复;

(2)左上 456 义齿定期检查。

(六)药物性牙龈肥大

1.诊断要点见表 1-20-23。

药物性牙龈肥大:牙龈肥大增生,不易出血,好发于前牙,严重者可影响发音和咀嚼。

表 1-20-23　药物性牙龈肥大的诊断特点

	药物性牙龈肥大
诊断特点	色:鲜红或暗红色,无炎症或炎症消退后呈淡粉色 形:龈缘肥厚,牙龈乳头呈结节状肥大、增生 质:纤维增生,有炎症时质地松软,无炎症时质地坚实 服药史:抗癫痫药——苯妥英钠;免疫抑制剂——环孢菌素;钙拮抗剂——硝苯地平

2.鉴别诊断见表 1-20-24。

表 1-20-24　药物性牙龈肥大的鉴别诊断

疾病	鉴别要点	其他
药物性牙龈肥大	服药史;龈缘肥厚,牙龈乳头结节状增生,质地坚实;不易出血;牙龈增生覆盖牙冠>1/3,<2/3	服药史
慢性龈炎	刷牙、咬硬物易出血;游离缘、龈乳头暗红色;有明显的刺激因素(牙石、菌斑);探针出血;无服药史;牙龈增生程度轻(覆盖牙冠一般不超过 1/3)	牙结石
遗传性牙龈纤维瘤病	无长期服药史,可有家族史;恒牙萌出后,牙龈广泛增生(覆盖牙冠>2/3),妨碍咀嚼	家族史

3.治疗。

(1)停药或更换药物,与相关专科医生协商,更换药物或与其他药物交替使用,减轻副作用;

(2)牙周基础治疗,洁治、刮治去除菌斑、牙石,控制炎症;

(3)必要时牙周手术,牙龈切除并成形;

(4)定期维护,防止复发。

【病例摘要】

患者,女,24岁,职工。

主诉:牙龈肿大2年余,影响美观。

现病史:自幼有癫痫病,长期口服苯妥英钠,每天1~3片,2年前发现牙龈肿大,偶有刷牙出血史。近来发现牙龈肿大明显,咬东西时经常咬在牙龈上,而且影响美观。当地医疗机构曾给白色药片(药名不详),服用后无效前来就诊。

既往史:自幼有癫痫病。

检查:全口牙龈呈粉红色,有牙石、软垢堆积。牙龈乳头及附着龈呈花瓣状肿大,覆盖牙冠大部分,以前牙唇侧较为明显,龈袋内可探及牙石,无出血。33~43增生的牙龈上可见13~23的齿痕。质硬,上下颌侧切牙舌向移位。48近中阻生,龈瓣微红盲袋无分泌物,张口度正常。

1.主诉疾病的诊断、诊断依据和鉴别诊断。

2.非主诉疾病的诊断和诊断依据。

3.主诉疾病的治疗原则。

4.全口其他疾病的治疗设计。

【参考答案】

1.主诉疾病诊断　药物性牙龈肥大。

诊断依据:

(1)长期服药史,服用苯妥英钠;

(2)牙龈乳头及附着龈呈花瓣状肿大,覆盖牙冠大部分,以前牙唇侧较为明显肿大,妨碍咀嚼;

(3)龈袋内可探及牙石,无出血;

(4)牙龈呈粉红色,有牙石、软垢堆积;

(5)33~43增生的牙龈上可见13~23的齿痕;

(6)质硬,上下颌侧切牙舌向移位。

鉴别诊断:

(1)慢性龈炎:无服药史,明显刺激因素,刷牙出血;

(2)白血病牙龈病损:自发性出血,全身衰弱;

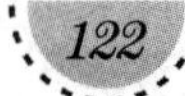

(3)遗传性牙龈纤维瘤病:无服药史,可有家族史,恒牙萌出后牙龈增生,广泛增生。

2.非主诉疾病诊断　48 近中阻生。

诊断依据:48 近中阻生,无冠周炎症状(龈瓣微红盲袋无分泌物,张口度正常)。

3.主诉疾病治疗

(1)停用药物或与专科医生协商,更换药物或与其他药物交替使用,减轻副作用;

(2)牙周基础治疗,洁治去除菌斑、牙石,控制炎症;3%过氧化氢液冲洗龈袋,袋内放置碘制剂,并给予抗菌含漱剂;

(3)待全身病情稳定后,行手术切除并修整龈缘外形;

(4)定期维护,保持口腔卫生,戴正压器防止复发。

4.非主诉疾病治疗　48 拔除。

(七)妊娠期龈炎

妊娠期龈炎类临床表现见表 1-20-25。

表 1-20-25　妊娠期龈炎的临床表现

	妊娠期龈炎
症状	吮吸、刷牙或进食时易出血;一个或多个牙龈乳头瘤样肥大,影响进食;严重时可有轻度疼痛
体征	龈缘和龈乳头鲜红、肿胀肥大;妊娠 2~3 个月有明显症状,8 个月达到高峰,分娩后 2 个月减轻至妊娠前水平;孕瘤,可见单个或多个牙龈乳头增大,光亮、鲜红,质地松软,易出血,瘤体常呈扁圆形,分叶

1.诊断要点。

(1)育龄妇女。

(2)牙龈色形质改变(鲜红,水肿肥大,质地松软),明显出血倾向,或有龈瘤样表征。

(3)怀孕可诊断。

2.鉴别诊断。

鉴别诊断的疾病与鉴别诊断的要点见表 1-20-26。

表 1-20-26　妊娠期龈炎大的鉴别诊断

疾病	鉴别要点	其他
妊娠期龈炎	牙龈乳头肥大,鲜红色,易出血;可见孕瘤	妊娠期
慢性龈炎	游离龈和龈乳头暗红色,探针出血;增生面积覆盖牙冠一般不超过 1/3	牙结石
白血病牙龈病损	自发性出血,局部和全身淋巴结肿大	白血病

3.治疗。

(1)口腔卫生指导;

(2)洁治,控制菌斑,去除局部刺激因素;炎症严重者,使用刺激性小、不影响胎儿生长发育的含漱液含漱；

(3)必要时手术切除，手术时机尽量在妊娠期的4~6个月；

(4)定期维护。

【病例摘要】

患者，女，38岁。

主诉：牙龈出血4月余。

现病史：怀孕4个月以来刷牙时牙龈出血，全口牙龈边缘呈暗红色，质地松软、光亮，有明显的肿胀，轻触牙龈出血，无明显疼痛。近两个月来口腔溃疡反复发作，每次1~2个，绿豆大小，7~10天自愈，疼痛明显，影响进食。妊娠半年。

既往史：否认全身系统性疾病及传染病史，否认糖尿病史，否认外阴溃疡史及皮肤、眼部病史，否认药物过敏史。

检查：龈缘及龈乳头红肿，探诊出血明显，未见牙松动，有龈上和龈下牙石。

1.主诉疾病的诊断、诊断依据和鉴别诊断。

2.非主诉疾病的诊断和诊断依据。

3.主诉疾病的治疗原则。

4.全口其他疾病的治疗设计。

【参考答案】

1.主诉疾病诊断　妊娠期龈炎。

诊断依据：

(1)怀孕伴牙龈出血4月；

(2)牙龈肿胀，暗红色，质地松软，出血明显；

(3)局部刺激因素，有龈上和龈下牙石。

鉴别诊断：

(1)白血病牙龈病损；

(2)慢性龈炎。

2.非主诉疾病诊断　轻型复发性阿弗他溃疡。

诊断依据：

(1)溃疡每次1~2个，绿豆大小，7~10天自愈，疼痛明显；

(2)无外阴溃疡史及皮肤、眼部病史；

(3)反复发作且有自限性。

3.主诉疾病治疗

(1)口腔卫生指导；

(2)牙周洁治，控制菌斑、牙石；

(3)使用刺激性小的含漱剂含漱；

(4)疗效维护,防止复发。

4.非主诉疾病治疗

(1)寻找相关诱因,去除可能致病因素;

(2)局部消炎止痛,促进溃疡愈合。

(八)慢性牙周炎

慢性牙周炎的临床表现及病理分型见表1-20-27、表1-20-28。

表1-20-27　慢性牙周炎的临床表现

	慢性牙周炎
临床表现	1.牙龈炎症色:鲜红或暗红;形:牙龈肿胀或退缩;质:松软;探诊后出血 2.附着丧失:能探到或看到釉牙骨质界 3.X线示牙槽骨吸收 4.晚期牙周炎:牙松动,移位,牙周脓肿,根分叉病变,食物嵌塞,逆行性牙髓炎

表1-20-28　慢性牙周炎的病理分型

	慢性牙周炎
分型	有附着丧失和骨吸收的位点数≤30%:局限型 有附着丧失和骨吸收的位点数>30%:广泛型
分度	轻度:牙周袋≤4 mm,附着丧失1~2 mm,X射线示牙槽骨吸收不超过根长1/3。牙龈炎症,探针出血。 中度:牙周袋≤6 mm,附着丧失3~4 mm,X射线示牙槽骨水平或角型吸收超过根长1/3但不超过1/2。牙龈炎症,探针出血,可有溢脓。多根牙根分叉区可能有轻度病变。 重度:牙周袋>6 mm,附着丧失≥5 mm,X射线示牙槽骨吸收超过根长1/2甚至2/3。牙龈炎症明显或牙周脓肿。多根牙根分叉病变。

1.诊断要点。

(1)多为成年人,进展缓慢;

(2)牙面有牙石、菌斑等局部刺激因素;

(3)牙龈色、形、质改变,探针出血;

(4)存在牙槽骨吸收、附着丧失;

(5)局部炎症,破坏程度与刺激物量一致。

2.鉴别诊断。

(1)牙龈炎:无附着丧失、牙槽骨吸收;

(2)侵袭性牙周炎:多为年轻人,快速牙槽骨吸收、附着丧失,炎症和破坏程度与刺激量不成比例。

3.治疗。

(1)口腔卫生指导;

(2)去除局部刺激因素,如洁治、刮治、根面平整;

(3)必要时拔除无保留价值的患牙;

(4)牙周手术(翻瓣术等);

(5)定期维护。

【病例摘要】

患者,女,39岁,职工。

主诉:下前牙牙龈出血、流脓1周余。

现病史:半年前下前牙牙龈出血且溢脓,口腔有异味,咬食物无力。曾经口服甲硝唑好转,近1周又发作。

既往史:多年来刷牙有牙龈出血。有高血压病史。否认出血性疾病、传染病及药物过敏史。

检查:32~42牙列拥挤,牙龈红肿,牙石(++),BOP(+),牙周袋深5~6 mm,有脓性分泌物,探之根面粗糙有牙石。11、21松动Ⅱ度,且有早接触,12、22松动Ⅰ度。14、15楔形缺损,探诊(-),冷测(-),叩诊(-)。X射线片示:12~22牙槽骨水平吸收至根尖1/3处,牙周膜间隙增宽,骨硬板消失:32~42牙槽骨水平吸收至根中1/2处。

1.主诉疾病的诊断和诊断依据。

2.非主诉疾病的诊断和诊断依据。

3.主诉疾病的治疗原则。

4.全口其他疾病的治疗设计。

【参考答案】

1.主诉疾病诊断　慢性局限型牙周炎。诊断依据如下:

(1)刷牙牙龈出血病史;

(2)牙龈炎症,有深牙周袋,牙齿松动;

(3)探诊出血,有脓性分泌物;

(4)X射线片示牙槽骨水平吸收,牙周膜间隙增宽,骨硬板消失。

2.非主诉疾病诊断　14、15楔状缺损。

诊断依据:14、15楔形缺损,探诊(-),冷测(-),叩诊(-)。

3.主诉疾病治疗

(1)牙周治疗,龈上洁治、龈下刮治,牙周袋上药;

(2)松牙固定术;

(3)1个月后酌情进行翻瓣术;

(4)口腔卫生指导,术后定期复查。

4.非主诉疾病治疗　14、15 充填术。

(九)侵袭性牙周炎

侵袭性牙周炎:发生在全身健康的年轻人,疾病进展迅速,有家族聚集性的一类牙周病。

1.诊断要点。

(1)多为年轻人,不超过 35 岁。

(2)多有家族聚集性。

(3)快速附着丧失和牙槽骨吸收。

(4)局部炎症、破坏程度与刺激量不成比例。

(5)局限型侵袭性牙周炎:局限于第一恒磨牙或切牙,其他患牙不超过 2 个,X 射线示第一恒磨牙垂直型吸收成“弧形吸收”,前牙水平吸收。

(6)广泛型侵袭性牙周炎:不局限于第一恒磨牙或切牙,其他患牙有 3 颗以上。

(7)无明显全身疾病。

2.鉴别诊断。

(1)慢性牙周炎:多为成年人,局部炎症、破坏程度与刺激物量一致,疾病进展缓慢。

(2)慢性龈炎:无附着丧失和牙槽骨吸收。

(3)反映全身疾病的牙周炎:有系统性疾病等牙周炎的全身刺激因素。

3.治疗。

(1)口腔卫生指导。

(2)去除局部刺激因素,洁治、刮治、根面平整。

(3)牙周手术。

(4)必要时拔除无保留价值的患牙。

(5)定期维护。

【病例摘要】

患者,女,21 岁。

主诉:牙龈出血,牙齿松动半年。

现病史:半年来,刷牙时牙龈出血,近日牙齿出现松动且逐渐加重影响咀嚼。

检查:牙石(+),菌斑量少,牙龈略红肿,探诊出血,袋深普遍小于 5 mm,附着丧失 2~3 mm,上切牙唇面远中移位,出现间隙,呈扇形散开排列,双侧下颌第一磨牙松动 II 度。X 射线片显示,下颌第一磨牙邻面有垂直型骨吸收,在切牙区多为水平吸收,26 缺失,25 近中龋坏,达牙本质深层,未探及穿髓孔,叩诊(-),探敏感,冷热敏感,患者已排除糖尿病,否认吸烟史,既往体健。

1.主诉疾病的诊断和诊断依据。

2.非主诉疾病的诊断和诊断依据。

3.主诉疾病的治疗原则。

4.全口其他疾病的治疗设计。

【参考答案】

1.主诉疾病诊断　局限型侵袭性牙周炎。

诊断依据：

(1)年轻女性。

(2)牙石(+),菌斑量少,炎症程度与刺激量不成比例。

(3)牙龈炎症,探针出血,有牙周袋,附着丧失。

(4)前牙移位,第一磨牙松动。

(5)X射线片显示下颌第一磨牙邻面有垂直型骨吸收,在切牙区多为水平吸收。

鉴别诊断：

(1)慢性牙周炎:多为中年人,进展缓慢;炎症程度与刺激量呈比例;

(2)慢性龈炎:没有牙槽骨吸收、附着丧失;

(3)反映全身疾病的牙周炎:有全身疾病。

2.非主诉疾病诊断　上颌牙列缺损;25近中深龋。诊断依据如下:

(1)26缺失。

(2)25近中龋坏,达牙本质深层,未探及穿髓孔,冷热敏感叩诊(-)。

3.主诉疾病治疗

(1)局部治疗:洁治、刮治彻底清洁牙石,平整根面,收敛药物处理牙周袋及根面,牙周炎控制好后,视患牙恢复情况行松牙固定术、牙周夹板等;

(2)抗菌药物使用:根面平整后的深牙周袋内放置缓释抗菌剂,如甲硝唑、米诺环素、氯己定,减少病变复发;

(3)牙移位的正畸治疗:病情不太严重的牙移位者,可在炎症控制好后,用正畸方法将移位的牙复位排列,在正畸过程中加强菌斑控制和牙周病情监测;

(4)定期维护,口腔卫生指导,防止复发。

4.非主诉疾病治疗　牙周炎症控制好后择期行26义齿修复;25垫底充填。

(十)牙周脓肿

牙周脓肿不是独立的疾病,而是牙周炎发展到晚期出现的常见并发症。

1.诊断要点。

(1)较长牙周病史,牙周治疗史。

(2)患牙唇颊舌腭侧近龈缘处,形成椭圆形或半球形突起,扪诊有波动感;急性期见牙周袋溢脓,有剧烈跳痛,伴全身症状;慢性期可见窦道。

(3)深牙周袋,附着丧失。

(4)牙松动、叩痛。

(5)牙髓活力正常。

(6)X射线示有中、重度牙槽骨吸收或根分叉病变。

2.鉴别诊断。

(1)牙槽脓肿:无牙髓活力,范围弥散,中心位于龈颊沟附近。根尖周骨质破坏。无牙周病史,无附着丧失。

(2)牙龈脓肿:仅限于龈缘及龈乳头,无附着丧失,无牙槽骨吸收。

3.治疗。

(1)急性期:止痛、消炎,防止感染扩散,脓液引流,调殆。

(2)慢性期:基础治疗(洁治、刮治),牙周手术(脓肿切除术、翻瓣术)。

(3)定期维护、复查,口腔卫生指导。

【病例摘要】

患者,女,42 岁,老师。

主诉:左下后牙牙床肿痛 3 天。

现病史:3 天来左下后牙牙床肿胀疼痛,自觉该区牙松动,咬合时疼痛加重。口服甲硝唑无效。

既往史:牙周病史 10 余年,经常发生牙床肿胀疼痛。

检查:36 颊侧牙龈充血水肿,呈椭圆形肿胀突起,有波动。牙周袋 6 mm,脓液溢出。叩痛(++),松动Ⅱ度,35 腭侧牙冠缺损,可见垫底材料,叩痛(-),无松动,牙龈无异常。X 射线片示:36 牙槽骨弧形吸收度,远中根裂。35 根管恰填,根尖周正常。

1.主诉疾病的诊断、诊断依据和鉴别诊断。

2.非主诉疾病的诊断和诊断依据。

3.主诉疾病的治疗原则。

4.全口其他疾病的治疗设计。

【参考答案】

1.主诉疾病诊断　36 牙周脓肿 (远中根裂)。

诊断依据:

(1)病史:牙周病史,牙龈肿胀疼痛史;

(2)36 颊侧牙龈充血水肿,呈椭圆形肿胀突起,有波动;

(3)36 牙周袋,溢脓,叩痛(++),松动Ⅱ度;

(4)X 射线片示:36 牙槽骨弧形吸收度,远中根裂。

鉴别诊断:

(1)牙龈脓肿:无牙槽骨吸收、附着丧失;

(2)牙槽脓肿:无牙周病史,无牙周袋。

2.非主诉疾病诊断　35 牙体缺损(根管治疗后)。诊断依据如下。

(1)35 舌侧牙冠缺损,可见垫底材料,叩痛(-),无松动;

(2)35 根管恰填,根尖周正常。

3.主诉疾病治疗

(1)急性期:消炎止痛抗感染,脓液引流,调𬌗;

(2)急性期炎症消退后,进行全口牙周基础治疗;

(3)36 酌情行翻瓣术和引导再生术;

(4)36 定期检查,菌斑控制;

(5)全口牙周检查和治疗。

4.非主诉疾病治疗　35 择期行桩冠修复。

(十一)牙周-牙髓联合病变

牙周-牙髓联合病变:同一个牙并存牙周病变和牙髓病变,且互相融合连通,感染来源于牙髓,也可来源于牙周,或两者独立发生,但是相通。

1.诊断要点。

(1)牙髓病引起牙周病:①牙髓无活力或活力异常;②牙周袋和根分叉病变局限于个别牙或牙的局限部位;③X 射线显示与根尖周病变相连的牙周骨质破坏,呈烧瓶状。

(2)牙周病引起牙髓病:①逆行性牙髓炎;②深牙周袋,可能尚未表现出牙髓状况,牙髓温度测试反应异常;

(3)牙周病和牙髓病共存,相互影响:发生于同一个牙上各自独立的牙髓和牙周病变,当病变发展到严重阶段时,两者互相融合和影响。

2.鉴别诊断。

(1)牙周炎:无牙髓异常或根尖周异常;

(2)根尖周炎:无牙周异常,单独牙髓和根尖周病变表现。

3.治疗。

(1)尽量查清病源,确定治疗主次。

(2)先看牙齿能不能保留。

(3)根尖周病变引起的患牙,尽早根管治疗;若病程长,牙周袋已存在多时,应在根管治疗的同时实施常规牙周治疗。

(4)牙周病变引起的患牙,彻底牙周治疗,确定牙髓有无活力,是否进行牙髓治疗。

(5)定期复查,口腔宣教。

【病例摘要】

男,42 岁,职员。

主诉:左下后牙经常流脓不适 2 个月余。

现病史:2 个月前开始左下后牙出现胀痛不适,随之流脓反复发作,现来我院求治。

既往史:曾于 5 年前补过牙;否认全身系统性疾病史,否认药物过敏史及传染病史。

检查:36 咬合面重度磨耗,有白色充填物,冷测无反应,叩诊(+)。颊侧窦道,水平探诊与舌侧相通,有血性分泌物。牙周袋深度 6~8 mm,松动Ⅰ度。全口牙龈肿胀,充血,质软，牙龈萎缩 1~3 mm，探诊深度 3~6 mm，BOP(+)，36、37 根分叉暴露，可探入 1/2。X 射线检查：36、37 根分叉低密度影。余留牙牙槽骨水平吸收达根中 1/3。

1.主诉疾病的诊断、诊断依据。

2.非主诉疾病的诊断和诊断依据。

3.主诉疾病的治疗原则。

4.全口其他疾病的治疗设计。

【参考答案】

1.主诉疾病诊断　36 牙周-牙髓联合病变(牙周病变与牙髓病变并存)；36 根分叉病变(Ⅱ度)。

诊断依据：

(1)病史：36 胀痛、流脓反复发作史。

(2)36 温度测试无反应，牙髓无活力。

(3)检查 36 有慢性根尖周病变与牙周炎病变。

(4)36 根分叉暴露，可探入 1/2，X 线检查：36 根分叉低密度影，明显牙槽骨吸收。

鉴别诊断：

(1)牙周炎：牙髓多有活力。

(2)根尖周炎：仅根尖周或牙髓异常。

2.非主诉疾病诊断　慢性牙周炎；37 根分叉病变(Ⅱ度)。诊断依据如下。

(1)全口牙龈炎症，牙龈萎缩，探诊出血，探诊深度 3~6 mm；

(2)牙槽骨吸收达根中 1/3；

(3)37 根分叉暴露，可探入 1/2，X 射线检查：37 根分叉低密度影。

3.主诉疾病治疗　36 牙周-牙髓联合治疗。

(1)牙周治疗：龈上洁治、龈下刮治、根面平整，彻底去除炎症刺激；

(2)牙髓治疗：36 行根管治疗加冠修复；

(3)口腔卫生指导，定期维护，防止复发。

4.非主诉疾病治疗

(1)口腔卫生宣教。

(2)全口基础治疗：龈上洁治、龈下刮治、根面平整，局部及药物治疗，酌情行翻瓣术、引导再生术。

(3)牙周维护，定期复查。

(十二)复发性阿弗他溃疡

复发性阿弗他溃疡：又称复发性口腔溃疡，具有复发性、自限性、疼痛性、炎症性和病因不明等特征的口腔黏膜溃疡性损害。表现为反复发作的圆形或椭圆形溃疡，具有“黄红凹痛”特征。

1.诊断要点见表 1-20-29。

表 1-20-29　复发性阿弗他溃疡的诊断要点

	别名	溃疡个数	溃疡直径	瘢痕	疼痛	全身症状	愈合天数
轻型复发性阿弗他溃疡	轻型口疮	1~5 个	<5 mm	无	有	无	7~10 天
重型复发性阿弗他溃疡	复发性黏膜腺周围炎，腺周口疮	1~22 个	>10 mm “弹坑状”	有	明显	有(低热乏力)	3 个月或长达半年
疱疹样阿弗他溃疡	口炎性口疮	几十个	2~5 mm “满天星”	无	明显	可有(局部淋巴结肿大)	7~10 天

2.鉴别诊断见表 1-20-30~表 1-20-32。

表 1-20-30　轻型阿弗他溃疡的鉴别诊断

疾病	临床表现
白塞病	“口眼生殖器三联征”：反复发作有自限性的口腔溃疡；生殖器溃疡；眼睛病变；皮肤损害，结节状红斑、毛囊炎、针刺反应阳性；全身症状
创伤性溃疡	溃疡形态与损伤因子基本契合，大小不等，局部刺激因素，除去创伤因子后，损害可逐渐好转

表 1-20-31　疱疹样阿弗他溃疡的鉴别诊断

疾病	病因	临床表现
疱疹样阿弗他溃疡	不明	数目多，散在分布(不成簇)，满天星
疱疹性咽峡炎	柯萨奇 A4	口腔后部软腭，成簇小水疱，破溃成溃疡，牙龈不受损害
手足口病	柯萨奇 A16	口腔黏膜、手掌、足底散在小水疱
疱疹性龈口炎	单纯疱疹病毒	成簇小水疱，疱破成大片表浅溃疡；损害遍及口腔黏膜，可累及皮肤

表 1-20-32　重型阿弗他溃疡的鉴别诊断

疾病	临床表现
癌性溃疡	溃疡深大，病变进展迅速，基底有颗粒状细胞突起，似菜花状；周缘隆起，扪诊基底有硬结，相应淋巴结坚硬、粘连
结核性溃疡	结核病史；慢性溃疡，不能自愈；可见暗红色桑葚样肉芽肿，溃疡边缘微隆，呈鼠噬状，向中央卷曲，形成潜掘状边缘
创伤性溃疡	溃疡形态与损伤因子基本契合，大小不等，局部刺激因素，如残根、不良修复体等

3.治疗。

(1)寻找诱因,去除可能的致病因素。

(2)局部治疗:消炎、止痛、促进愈合,深大的腺周口疮,可用醋酸泼尼松龙混悬液在溃疡基底部注射进行局部封闭治疗。

(3)全身治疗:防止或减少溃疡的复发,可用免疫抑制剂、免疫增强剂或中药治疗。

【病例摘要】

患者,女,30 岁,职员。

主诉:口腔内反复溃疡 2 年,3 天前又发作。

病史:2 年来,患者反复出现口腔黏膜溃疡,每次 2~3 个,疼痛,说话、进食时更为明显。溃疡可发生于唇、舌尖及颊部黏膜,1 周内愈合。自感遇劳累或加夜班时好发作。最初几个月发作 1 次,近来加重,几乎每个月都发作。外阴部未长过溃疡,眼睛亦无异常。曾局部使用过治疗溃疡的药膜、散剂,口服 B 族维生素和维生素 C 等,效果不明显。

既往史:身体健康,无其他慢性疾病史。个人无特殊嗜好及偏食习惯。

家族史:母亲有时长口疮,其他人无类似病史。

检查:舌腹分别有 0.3 cm×0.3 cm、0.3 cm×0.4 cm、0.3 cm×0.2 cm 椭圆形、圆形溃疡,中央稍凹陷,边缘整齐,上覆黄色伪膜,周围黏膜充血发红。口腔黏膜未见白色瘢痕,未扪及肿大的下颌下淋巴结。34 缺失,拔牙创愈合良好,余牙未见明显异常。

1.主诉疾病的诊断、诊断依据和鉴别诊断。

2.非主诉疾病的诊断和诊断依据。

3.主诉疾病的治疗原则。

4.全口其他疾病的治疗设计。

【参考答案】

1.主诉疾病诊断　轻型复发性阿弗他溃疡。

诊断依据:

(1)病史:反复发作口腔溃疡,自限性、复发性,劳累或熬夜后好发。

(2)家族史:母亲有时长溃疡。

(3)溃疡数量 1~5 个,部位在舌腹部(角化差部位),直径 2~4 mm,溃疡边界清,黄红凹痛特征。

(4)愈合后无瘢痕,无全身症状。

鉴别诊断:

(1)白塞病:有生殖器溃疡、眼睛病变、皮肤损害;

(2)创伤性溃疡:有明显的创伤因子,溃疡形态与创伤因素相应,去除创伤因素后溃疡好转,无复发性。

2.非主诉疾病诊断　左下颌牙列缺损。诊断依据:34 缺失。

3.主诉疾病治疗

(1)避免劳累、熬夜,减少复发。

(2)局部治疗:消炎、止痛、促进溃疡创面愈合,可选用药膜、软膏、含漱液或0.5%盐酸达克罗宁液等药物治疗。

(3)全身治疗:可酌情使用肾上腺皮质激素进行治疗。

4.非主诉疾病治疗　34 义齿修复(种植修复、固定义齿、活动义齿)。

(十三)口腔念珠菌病

口腔念珠菌病是由念珠菌感染引起的口腔黏膜疾病,是人类最常见的口腔真菌感染。念珠菌喜酸恶碱,镜检下可见芽孢及假菌丝。口腔念珠菌病的诊断要点及分型见表1-20-33。

表1-20-33　口腔念珠菌病的诊断要点及分型

	急性假膜型念珠菌病	急性萎缩型念珠菌病	慢性萎缩型念珠菌病	慢性增殖型念珠菌病
别名	鹅口疮、雪口病	抗生素口炎	义齿性口炎	
人群	新生儿(出生后2~8天);长期使用抗生素或激素患者;长期卧床休息患者	大量服用抗生素、激素患者	戴上颌义齿的患者	口腔卫生差或吸烟患者
部位	任何部位,好发唇颊舌软腭	颊、口角、舌背	义齿承托区黏膜	颊、腭部、舌背,常对称位于口角内侧三角区
临床表现	口干、烦躁不安、啼哭;黏膜充血,散在白色斑点,融合成片,可擦掉	口腔干燥、烧灼感;黏膜充血呈广泛红色斑片,局部丝状乳头萎缩	轻度口干、烧灼感,常伴口角炎;黏膜红斑,可有颗粒状增生;慢性病程,数月至数年	结节状颗粒增生,类似黏膜白斑
治疗	小儿喂养用具清洁消毒;2%~4%碳酸氢钠液或制霉菌素涂擦;成人患者局部、全身抗真菌治疗	停止使用诱发药物;局部抗真菌治疗;碱性漱口液漱口	义齿清洁,睡前取下浸泡在2%~4%碳酸氢钠液;去除局部创伤,义齿固位不好引起创伤应重衬或重新修复;局部抗真菌治疗	抗真菌治疗;手术治疗,颗粒增生的病损及上皮异常增生的病损抗真菌治疗后手术切除;戒烟;调整全身情况,如补铁,治疗全身疾病,增强免疫力

【病例摘要】

患儿,男,2 岁。

主诉:口腔有白膜伴低热 7 天。

现病史:患儿 7 天前烦躁不安,哭闹,拒食。发烧,同时发现口腔内有小白点,逐渐连接成片状,1 周前因咳嗽服用抗生素(药名不详)。

检查:颊、舌、软腭、唇等多处黏膜充血,上有广泛而散在、微凸的白色柔软小斑点或蓝白色丝绒状斑片,用力擦掉后露出红色糜烂面,有轻度渗血。假膜涂片:发现大量的菌丝和孢子。64 船面窝沟黑褐色,探针能钩住,探诊(-),叩(-),无松动。

1.主诉疾病的诊断和诊断依据。

2.非主诉疾病的诊断和诊断依据。

3.主诉疾病的治疗原则。

4.全口其他疾病的治疗设计。

【参考答案】

1.主诉疾病诊断　急性假膜型念珠菌病。诊断依据如下:

(1)2 岁婴儿。

(2)烦躁不安,哭闹,拒食。

(3)广泛黏膜充血,广泛而散在、微凸的白色柔软小斑点或蓝白色丝绒状斑片,用力擦掉后露出红色糜烂面。

(4)涂片:发现大量的菌丝和孢子。

2.非主诉疾病诊断　64 船面浅龋。

诊断依据:64 船面窝沟黑褐色,探针能钩住,探诊(-),叩(-),无松动。

3.主诉疾病治疗

(1)患儿食具、奶瓶消毒。

(2)局部治疗:2%碳酸氢钠、0.2%氯己定液交替擦洗婴儿口腔和母亲乳头或哺乳工具,坚持数日。

(3)抗真菌治疗:酮康唑、氟康唑。

(4)全身支持治疗:补充复合维生素 B,酌情补充液体等。

4.非主诉疾病治疗　64 择期充填。

(十四)口腔白斑病

口腔白斑是发生在口腔黏膜上以白色为主的损害,不能擦去,也不能诊断为其他疾病,属癌前病变或潜在恶性疾患。局部刺激,如吸烟在白斑的发病中具有重要作用。临床分型见表 1-20-34。

表 1-20-34　口腔白斑病的分型

口腔白斑				
均质型		非均质型		
斑块状	皱纸状	颗粒型	疣状	溃疡型
颊、舌背多见；白、灰白色较硬的斑块	口底、舌腹多见；表面粗糙，边界清楚	口角区黏膜多见；黏膜充血，表面颗粒状突起，表面不平，可有小斑片或点状糜烂，有刺激痛；多伴有白色念珠菌感染	乳白色，厚而高起，表面刺状或绒毛状突起	增厚的白色斑块上有糜烂或溃疡，有疼痛；有癌变危险

1.诊断要点：临床表现和组织病理确诊。

2.鉴别诊断见表 1-20-35。

表 1-20-35　口腔白斑病的鉴别诊断

疾病	鉴别要点
白色水肿	一般无自觉症状，双颊咬合线附近，牵拉时病损变浅，暂时消失，扪之柔软
异位皮脂腺	多颊唇部，针头至粟粒大小的淡黄色小斑点及小丘疹，可融合成片状或不规则黄色斑块，触之粗糙感
黏膜下纤维化	嚼槟榔有关；触及黏膜下纤维性条索，后期出现舌运动障碍、开口受限、吞咽困难等症状
扁平苔藓	常伴皮肤病损。斑块型扁平苔藓难鉴别，有时需组织病理诊断确诊
白色角化症	长期受机械或化学刺激引起，白色或灰白色边界不清斑块。刺激去除后，可完全消退或变薄
口腔念珠菌病	急性假膜型白色凝乳状斑块，拭去留下充血黏膜面，涂片发现假菌丝、孢子
梅毒黏膜斑	Ⅱ期梅毒患者颊部出现“梅毒斑”，灰白色。可同时有皮肤梅毒疹——“玫瑰疹”

3.治疗。

（1）去除可能的致病因素，如吸烟；

（2）手术治疗：白斑区溃疡或基底变硬、表面增厚显著时，应及早手术切除，术后定期复查；

（3）伴白色念珠菌感染的病损配合抗真菌治疗；

（4）定期检查。

【病例摘要】

患者，男，50 岁。

主诉：左颊部粗糙感、发白3月余。

现病史：3个月前偶然感觉左颊牙龈有粗糙感，照镜子发现左侧牙龈有白色斑块，曾在诊所就诊，怀疑"白斑"，给予漱口水（药名不详）治疗，并且停止吸烟，未见好转。

既往史：否认全身系统性疾病、出血性疾病、传染病及药物过敏史。吸烟30年，每天20支。

检查：25、26颊侧牙龈有一5 mm×4 mm大小的稍隆起牙龈黏膜表面白色病损，质地致密，与周围组织界限较清楚，可见小斑块。扪之不痛，但其弹性和柔软度有改变。牙面可见黄色斑块，光亮、质硬，无釉质缺损。

1.主诉疾病的诊断和诊断依据。

2.非主诉疾病的诊断和诊断依据。

3.主诉疾病的治疗原则。

4.全口其他疾病的治疗设计。

【参考答案】

1.主诉疾病诊断　25、26颊侧牙龈斑块状白斑。

诊断依据：

（1）中年男性，患区粗糙感、白色斑块病史、吸烟史；

（2）牙龈界限清且隆起于黏膜表面的白色斑块，弹性和柔软度有改变；

（3）停止吸烟，未见好转。

鉴别诊断：

（1）白色水肿。

（2）白色角化症。

（3）口腔黏膜下纤维化。

（4）迷脂症。

2.非主诉疾病诊断　氟斑牙。

诊断依据：牙面可见黄色斑块，光亮、质硬，无釉质缺损。

3.主诉疾病治疗

（1）去除刺激因素：戒烟禁酒，保持口腔卫生，少吃烫辣食物。

（2）局部治疗：局部涂敷维A酸制剂或鱼肝油制剂。

（3）开展卫生宣教，早发现、早治疗，有癌变倾向者，定期复查。

（4）手术治疗：如在治疗中发现局部增生、硬结、溃疡或明显异常增生改变，应尽早手术切除。

4.非主诉疾病治疗　外漂白。

（十五）扁平苔藓

口腔扁平苔藓是一种伴有慢性浅表性炎症的皮肤和黏膜角化异常疾病。皮肤和黏膜可单独或同时发病，中年女性好发，呈慢性过程，是癌前状态，可能与心理因素有关。

1.临床表现见表 1-20-36。

表 1-20-36 扁平苔藓的临床表现

	临床表现
口腔黏膜	自觉黏膜粗糙、木涩感、痒感、烧灼感;好发双侧颊黏膜;呈网状、环状、树枝状等改变
皮肤	四肢、躯干皮肤淡紫色多角形扁平丘疹,Wickham 纹
指/趾甲	萎缩变薄,无光泽

2.鉴别诊断见表 1-20-37。

表 1-20-37 扁平苔藓的鉴别诊断

疾病	鉴别要点
红斑	为红色口腔黏膜改变,为癌前病变;红色"天鹅绒"样圆或椭圆形斑块,界限清,触诊柔软
盘状红盘狼疮	女性多见,唇、颊、舌背、口底舌腹黏膜多发;皮肤损害多见于头面部,呈"蝴蝶斑";唇部黏膜损害为中央萎缩,外围白色放射状条纹,边缘不规则界限清
苔藓样反应	患者服用某些药物,或使用银汞合金充填或金属冠修复后,引起相应颊舌黏膜发生类似扁平苔藓样反应,停药或充填物改为其他树脂材料后,病变明显减轻或消失

3.治疗。

(1)心理治疗,消除紧张因素。

(2)限制刺激饮食,保持口腔卫生。

(3)糜烂病损用中医中药、免疫调节剂全身治疗和局部治疗。

(4)长期未愈的溃疡或可疑癌变病损及时切取组织病理检查。

(5)定期复查。

【病例摘要】

患者,女,45 岁,在家待业。

主诉:双侧颊部粗糙感 2 月余,有刺激痛 2 周。

现病史:2 个月以来感觉双侧颊黏膜粗糙感,发涩。近 2 周自发痛,吃刺激性食物疼痛明显。在当地医院以"口腔溃疡"静脉输液(药名不详)3 天无效。

既往史:否认全身系统性疾病及传染病和药物过敏史。

检查:双颊黏膜和上唇黏膜可见白色网状条纹突起;47 龈颊沟黏膜充血、糜烂,周边有白色条纹;21 牙龈暗红,附着龈肿胀,牙周袋深 10 mm,探诊溢脓,松动Ⅲ度。X 射线片示:21 牙槽骨混合吸收达根尖部,骨硬板破损。

1.主诉疾病的诊断和诊断依据。

2.非主诉疾病的诊断和诊断依据。

3.主诉疾病的治疗原则。

4.全口其他疾病的治疗设计。

【参考答案】

1.主诉疾病诊断　口腔扁平苔藓。

诊断依据:

(1)自觉粗糙发涩感、自发痛、刺激痛。

(2)双颊黏膜和上唇黏膜白色网状条纹突起,47 颊黏膜白色条纹,黏膜有糜烂。

(3)好发成年女性。

鉴别诊断:

(1)红斑:红色天鹅绒样改变。

(2)盘状红斑狼疮:病变中央凹陷,周围放射状白色短条纹,可见皮肤损害。

(3)苔藓样反应:药物或某些充填材料引起,停用药物或更换充填材料后,病变可消失。

(4)白色角化症:长期机械刺激或化学刺激,刺激去除后症状可消退。

(5)白色海绵状斑痣:白色水肿样褶皱,特殊珠光色。

(6)白色水肿:面纱样膜,多见于咬合线附近,牵拉时变浅,可暂时消失。

2.非主诉疾病诊断　21 慢性牙周脓肿。诊断依据如下。

(1)21 牙龈肿胀,深牙周袋 10 mm,松动Ⅲ度;

(2)X 射线片:21 牙槽骨混合吸收达根尖部,骨硬板破损。

3.主诉疾病治疗

(1)心理治疗。

(2)限制刺激饮食,保持口腔卫生。

(3)局部治疗:0.1%维 A 酸乳膏涂布,右颊部肾上腺皮质激素局部注射。

(4)全身治疗:免疫抑制剂,中医药治疗。

(5)糜烂病损或长期未愈的溃疡及时组织病理检查,必要时手术切除。

(6)定期复查。

4.非主诉疾病治疗　21 基础治疗,牙周牙髓联合治疗,植骨,引导再生。

六、注意事项

1.疾病的诊断应从病史、症状、体格检查、辅助检查等全方位诊断。

2.疾病的鉴别诊断遵循“部位相近、症状相似”原则,找到鉴别诊断的疾病。

3.熟知常见口腔内科疾病的治疗原则。

七、要点提示

（一）龋病

龋病的临床表现见表 1-20-38。

表 1-20-38 龋病的临床表现

	早期釉质龋	浅龋	中龋	深龋
病变部位	釉质光滑面	釉质或牙骨质	牙本质浅层	牙本质中层、深层
色改变	白垩色	白垩色或黄褐色	黄色或黑褐色	黄色或黑褐色
形改变	无实质缺损	浅洞	中洞，潜行性破坏	深洞，有食物残渣
质改变	略软	变松	变软	变软
激发痛	无	无	刺激入洞一过性敏感	刺激入洞一过性敏感或疼痛

（二）治疗

龋病、牙髓炎、根尖周炎、牙龈炎、牙周炎的治疗对比见表 1-20-39。

表 1-20-39 龋病、牙髓炎、根尖周炎、牙龈炎、牙周炎的治疗

疾病	治疗方法
龋病	充填，垫底充填（中龋、深龋）
可复性牙髓炎	间接盖髓（安抚）+充填
不可复性牙髓炎、根尖周炎	根管治疗+冠修复
牙龈炎	口腔卫生宣教；龈上洁治；牙龈切除术（增生不消退）；定期复查药物性牙龈肥大，更换药物
牙周炎	口腔卫生宣教；龈上洁治、龈下刮治、根面平整；必要时牙周手术；定期复查

八、知识问答

1.简述根尖周炎的分类及各自的临床表现。

2.口腔黏膜斑纹类疾病都有哪些？

（孙平）

第二章

口腔执业医师技能考核项目(口腔内科学部分)

第一考站　无菌操作、口腔检查与职业素质

考纲概况

<table>
<tr><th>考纲要求</th><th colspan="2">项目名称</th><th>必考项目数量</th><th>分值</th><th>考试时间</th><th>考试要求</th></tr>
<tr><td rowspan="2">无菌操作</td><td colspan="2">洗手、戴手套</td><td rowspan="2">2 项</td><td rowspan="2">4 分</td><td rowspan="16">20 min</td><td rowspan="9">两名考生互为医患关系,进行考试</td></tr>
<tr><td colspan="2">口腔黏膜消毒</td></tr>
<tr><td rowspan="13">口腔检查</td><td rowspan="7">一般检查</td><td>1.视诊</td><td rowspan="7">5 项</td><td rowspan="7">13 分</td></tr>
<tr><td>2.探诊</td></tr>
<tr><td>3.叩诊</td></tr>
<tr><td>4.扪诊</td></tr>
<tr><td>5.松动度检查</td></tr>
<tr><td>6.淋巴结检查</td></tr>
<tr><td>7.填写口腔检查表</td></tr>
<tr><td rowspan="6">特殊检查(6 选 1)本文只介绍前 3 项</td><td>1.牙髓活力测试</td><td rowspan="6">1 项</td><td rowspan="6">4 分</td><td rowspan="7">本站特殊检查为 6 项,随机抽选 1 项进行考试。其余均为必考项</td></tr>
<tr><td>2.牙周探诊检查</td></tr>
<tr><td>3.社区牙周指数(CPI)检查</td></tr>
<tr><td>4.咬合关系检查</td></tr>
<tr><td>5.下颌下腺检查</td></tr>
<tr><td>6.颞下颌关系检查</td></tr>
<tr><td colspan="3">职业素质</td><td>1 项</td><td>3 分</td></tr>
</table>

实训一　无菌操作

一、实训目标

掌握洗手、戴手套、口腔黏膜消毒的操作步骤。

二、实训用品

流动水、肥皂、洗手液、消毒液、铺巾、医用外科橡胶手套、干棉球、1%碘酊、0.1%氯己定、0.5%碘附等。

三、模拟场景

教师准备好实训物品，学生分小组，老师讲解示教后，学生各自小组练习。

四、学习方法

1.示教七步洗手法、戴手套和正确的口腔黏膜消毒方法。

2.同学们自己练习洗手、戴手套的方法。

五、操作步骤及评分

【操作步骤】

（一）着装、仪表和仪态

注意工作衣、口罩、帽子和手套，长头发不要出帽子，不要戴戒指和项链，注意仪表端庄，仪态稳重。

（二）交叉感染防治

（1）戴手套前调好椅位和灯光。

（2）戴手套前后要保持拱手位，避免交叉感染。

（三）爱伤意识

（1）术前、检查前医嘱。

（2）动作轻柔。不疼不喊是标准。

（四）洗手、戴手套

先拆器械盒，戴好围嘴，调好椅位和灯光。

1.洗手　七步洗手法。

（1）洗手过程：首先去除饰物，剪指甲，清除甲垢，接下来淋湿双手，均匀涂肥皂于双手，双手每一个角落都要搓洗到，不留死角，采用七步洗手法，最后用流动水冲净，用消毒毛巾擦干。

(2)操作步骤见图 2-1-1。

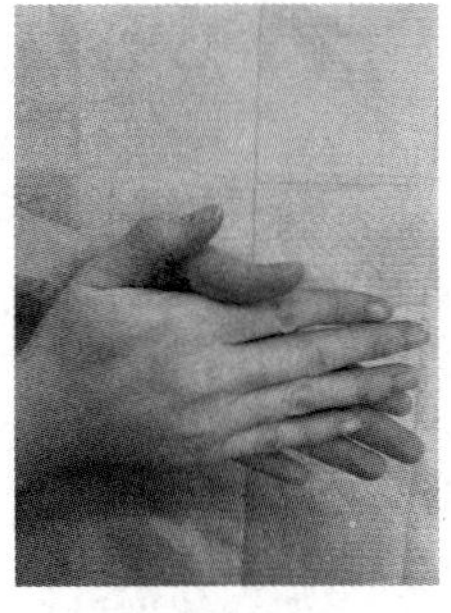
第一步:掌心相对,手指并拢相互揉搓

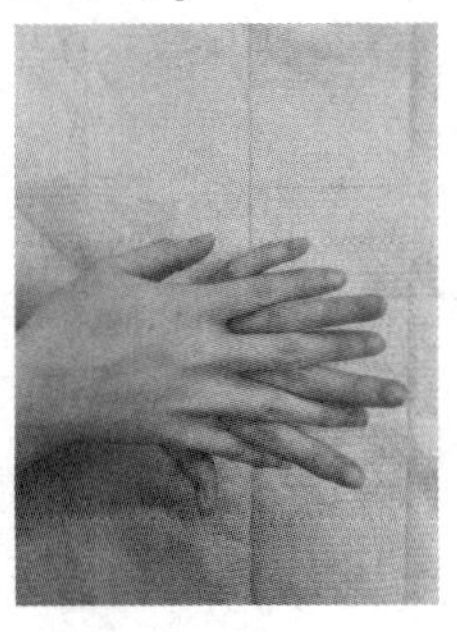
第二步:手心对手背,手指交叉沿指缝相互揉搓,交换进行

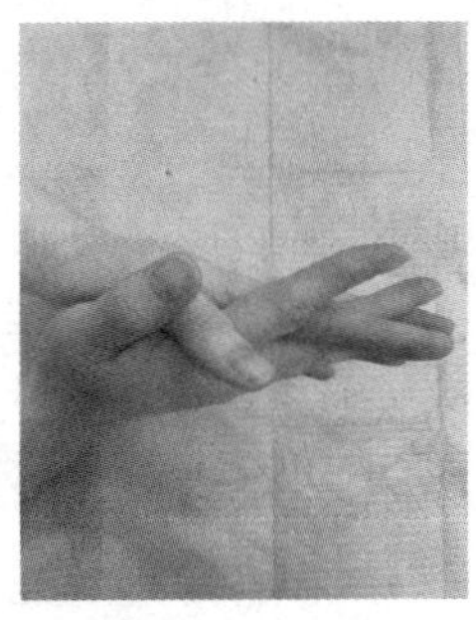
第三步:掌心相对,双手交叉沿指缝相互揉搓

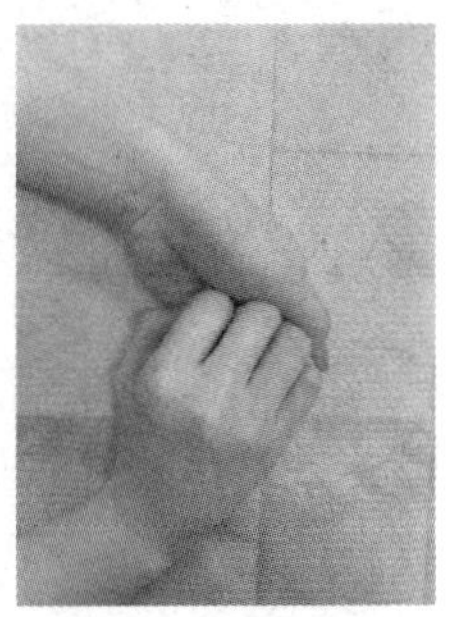
第四步:弯曲手指使关节在另一手掌心旋转揉搓,交换进行

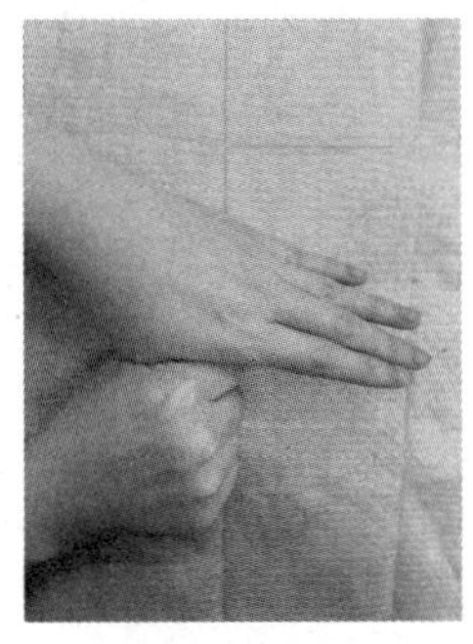
第五步:一手握另一手大拇指旋转揉搓,交换进行

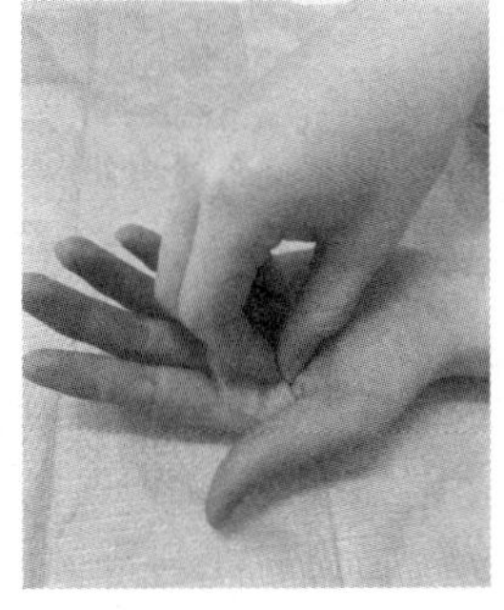
第六步:将五个手指尖并拢放在另一手掌心旋转揉搓,交换进行

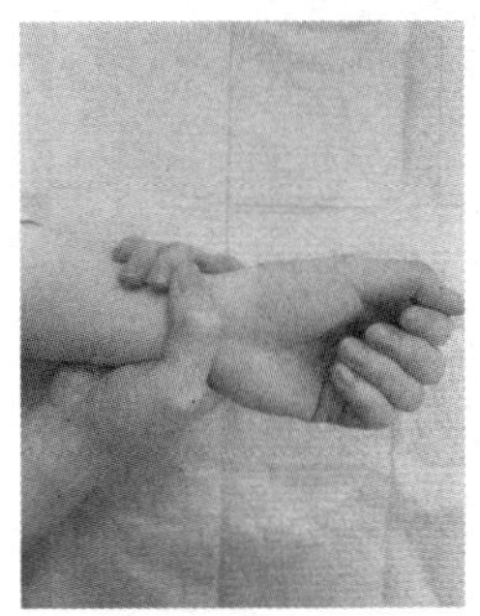
第七步:互洗手腕

图 2-1-1　七步洗手法

2.戴手套方法

(1)操作原则:手和手套外面不接触,手套外面不能和内面接触;

(2)操作步骤见图 2-1-2。

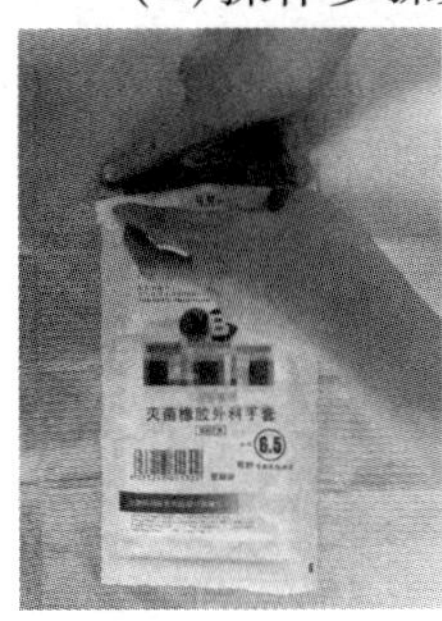
第一步:打开手套外包装

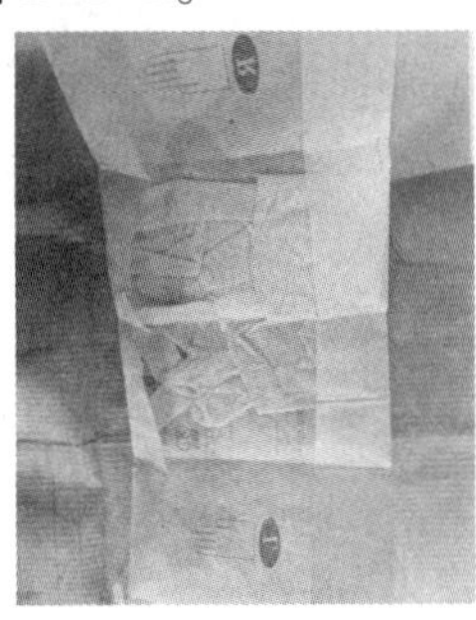
第二步:禁用手直接接触手套无菌区

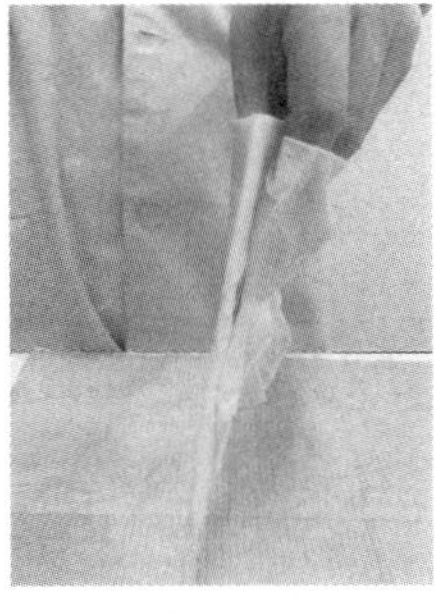
第三步:将叠好的手套拿起

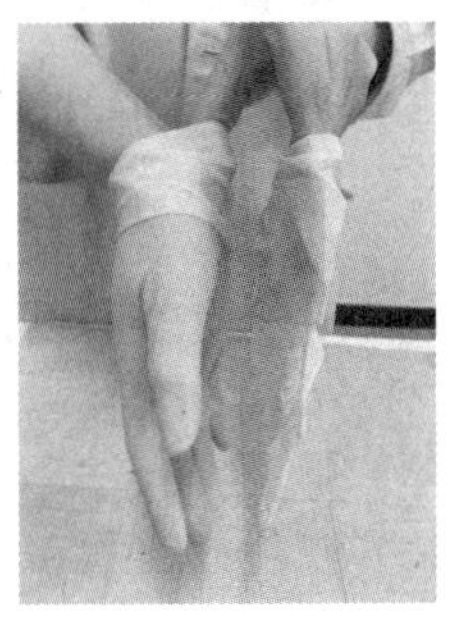
第四步:将右手插入手套内

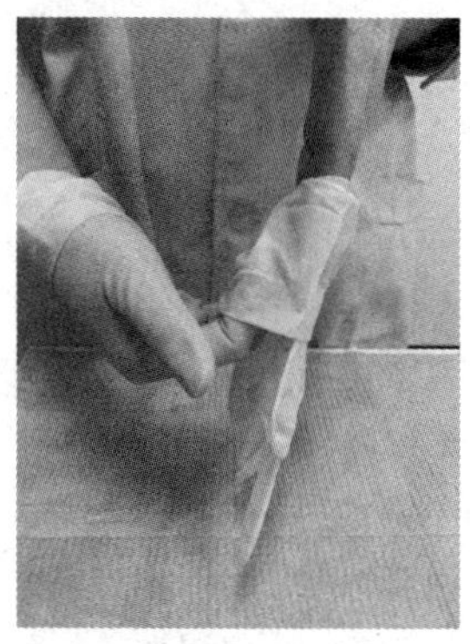

第五步:已戴好手套的右手指插入左手手套的翻折处,右手大拇指不能碰触左手手套内侧面

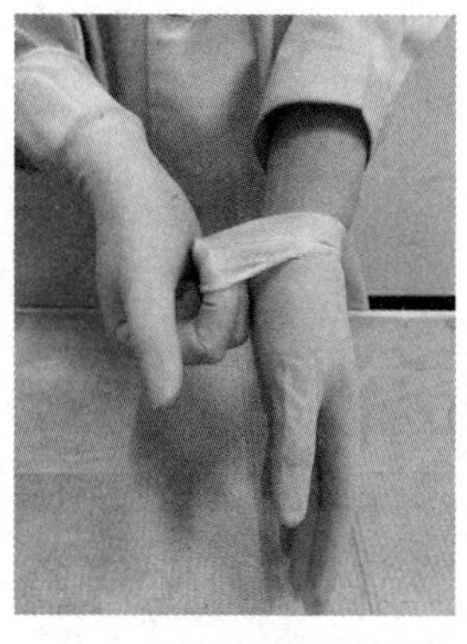

第六步:将手套翻折部翻回盖住衣服袖口

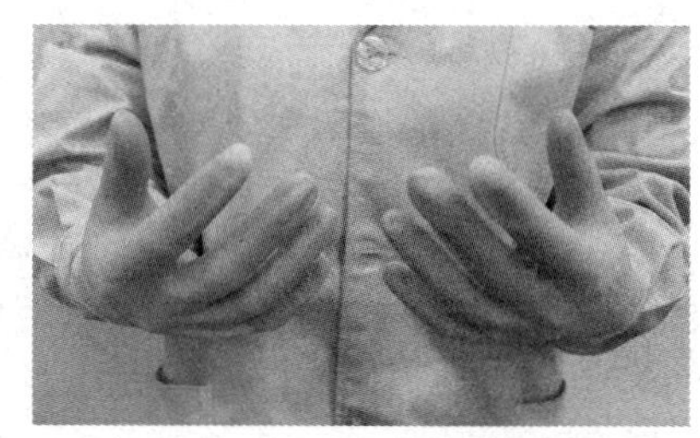

第七步:戴好手套后保持拱手位

图 2-1-2　戴手套步骤

洗手时有的考区不需要真洗,直接说即可,如真洗的话注意水龙头有感应、脚踏式和肘部式的,不能用手碰。

修剪指甲,以防刺破手套;防止手套无菌面触及任何非无菌物品,或未戴手套的手接触手套外面;发现手套有破洞,应立即更换。如果手套是叠好的直接戴,如果没有叠好,最好自己先把手套还原。

(五)口腔黏膜消毒

1.口腔黏膜消毒准备

(1)告知病人:术前医嘱。

(2)物品准备:操作前术者首先到消毒物品存放区,选择所要使用的口腔黏膜消毒剂,如1%碘酊(脱碘)和75%酒精、0.1%氯已定、含有效碘0.5%碘附、无菌棉球(棉签)2个。碘附,如果只有1%碘酊,记得酒精脱碘。

2.操作步骤

(1)首先左手持口镜拉开口角,右手用镊子夹住准备好的干棉球擦干局部黏膜,防止唾液稀释消毒剂。

(2)棉签直接蘸碘附即可使用,如用棉球,需棉球蘸消毒剂。

(3)如果无感染区域,以手术区中心或患牙开始,向周围环绕式扩展涂药,不可遗留空白,且要保证手术区消毒范围足够大。感染区相反,一般是先清洁区,后污染区,最后感染区。

(4)如用1%碘酊消毒,应用75%酒精脱碘。

(5)注意感染伤口的消毒顺序,应从清洁部位开始向患处涂擦。

(6)口腔黏膜活组织检查时,不能采用有色药物消毒,可以用75%酒精。

【实训报告与评分】

1.评定学生洗手、戴手套的操作。

2.评定学生口腔黏膜消毒的操作步骤。

【评分标准】

考核项目及评分标准见表2-1-1。

表2-1-1　考核项目及评分标准

序号	考核内容	考核要点	分值	评分标准	得分
1	洗手	洗手前需剪指甲、去甲垢	5	错误扣除此分	
		流动水冲洗	5	错误扣除此分	
		用肥皂、揉搓顺序	5	错误扣除此分	
2	戴手套	正确戴手套	5	错误扣除此分	
			5	错误扣除此分	
			5	错误扣除此分	
3	口腔黏膜消毒	消毒剂的正确选择	20	错误扣除此分	
		干棉球擦干术区	20	错误扣除此分	
		消毒剂擦拭方式	30	错误扣除此分	
合计			100	得分合计	

六、注意事项

1.洗手时不要忘记打肥皂,洗手顺序不可错,洗手别太快,洗完保持拱手姿势。

2.戴手套时注意无菌原则,手只能接触手套内侧,戴上手套后采用拱手姿势。

3.操作过程中不要随便乱摸其他物品。

4.口腔黏膜消毒时不要选错消毒药品,碘酊要脱碘,黏膜要擦干,药液不要过多,消毒顺序要正确。

七、要点提示

1.双手用肥皂,使用揉搓“七步洗手法”。

2.流动水洗手。

3.正确戴手套。

4.消毒剂的正确选择。

5.干棉签擦干术区。

6.消毒剂擦拭方式。

八、知识问答

1.简述正确的洗手步骤。
2.简述正确的戴手套步骤。
3.简述正确的口腔黏膜消毒步骤。

（陈婉璐）

实训二　口腔内科一般检查

一、实训目标

1.掌握　口腔内科一般检查方法；口腔内科常见疾病门诊病历书写。
2.了解　口腔器官的正常解剖形态。

二、实训用品

口腔一次性检查盘（口镜、探针、镊子）、牙周探针、三用枪、口杯等。

三、模拟场景

教师准备好实训物品，指导学生口腔内科一般检查，学生分小组，老师讲解示教后，学生各自小组练习。

四、学习方法

1.示教检查前的准备，口腔的一般检查方法。
2.每两个同学互相检查，写出一份完整的口腔内科门诊病历。
3.老师总结实训主要内容、注意事项及实训效果。

五、操作步骤及评分

【操作步骤】

（一）检查前的准备工作

检查前的准备工作包括工作地点的布置，检查器械的准备和消毒，患者位置的准备及医生检查患者前的各项准备。

1.工作地点的布置　检查室应宽敞、清洁、安静，自然光线充足，室内相对湿度在

55%～60%,室内温度保持在 20 ℃～24 ℃。室内医疗器械和家具的布置既要方便工作,又要使患者有舒适感。

2.检查器械的准备和消毒　检查口腔综合治疗台各部分功能是否正常,准备一次性口腔器械盒、一次性口杯。所有非一次性使用器械均应消毒备用。

(1)口镜:由柄及口镜头组成。

作用:①反射并聚光于被检查部位,以增加照明;②口镜头有平面和凹面两种,平面镜能真实反映检查者视线不能直接到达的被检查部位的影像,凹面镜能放大影像;③牵引或压唇、颊、舌等软组织,扩大视野,保护软组织;④口镜柄末端还可以作叩诊用。

(2)探针:由手柄与两个工作端组成,一端为大弯,另一端为双弯。

作用:①两工作端细而尖锐,可用于探查牙体缺损的范围、深浅度及硬度;②探查牙体组织的感觉;③发现敏感点及穿髓孔;④检查皮肤及黏膜的感觉;⑤探试窦道的方向、根分歧病变及悬突等;⑥检查牙周袋深度。

(3)镊子:由柄和两个双弯头镊瓣构成。

作用:①用于夹持牙冠以测定牙齿的松动度;②用于进行治疗操作,夹去腐败组织和异物,夹取敷料或药物等治疗用品。

3.其他

(1)医生、护士着装整洁,剪短指甲,肥皂洗手并用清水冲洗后戴一次性医用手套;

(2)医师体位:医师坐在医师椅位上,两脚底平放地面,两腿平行分开,大腿下缘和双肩与地面平行,头、颈、腰背部呈自然直立位,前臂弯曲,双肘关节贴近腰部,其高度应与仿头模(患者)口腔高度在同一水平面上。术者的视线与患者的口腔应保持适当的距离,一般为 20～30 cm。医生活动的范围以时钟的字码表示应在 7～13 点(患者的头顶为 12 点);

(3)患者体位:半卧位或平卧位。治疗上颌牙时,使上颌牙平面与地面呈 45°～90°角;治疗下颌牙时,使下颌平面与地面尽可能平行。

(4)自然光线最理想,自然光源不充分时,需用灯光辅助,辅助光源以冷光源最佳。灯光自左前方或前方射入,个别看不到的位置可用口镜反光观察。此外,带灯口镜、带光导纤维手机等也可用来增加照明。

(二)检查方法

1.一般检查法

(1)问诊:内容:主诉、现病史、既往史和家族史。

1)主诉:病变部位+主要症状+发病时间(或病程日期)。有些主诉可不含症状或发病时间,就是就诊的主要目的和要求(如要求修复缺失牙或拔除残根等)。

2)现病史:从发病到就诊详细过程,主诉牙(主诉病)病史的发生、发展、演变、曾经治疗及目前情况。

3)既往史和家族史:患者健康状况、曾患过的口腔疾病、系统疾病、重大疾病(心脏病、高血压、糖尿病等)、家庭生活、饮食营养、居住睡眠、职业劳动条件、月经、妊娠等。

(2)视诊。

1)全身情况:全身发育情况,四肢、体态、行动有无异常。

2)颌面部:发育是否正常,面部左右是否对称,有无肿胀、肿物或畸形,皮肤有无颜色改变、瘢痕和窦道等,开口度和开口型是否正常。若要检查面神经的功能,注意鼻唇沟是否消失,观察眼睛能否闭合、口角有无歪斜,嘱患者闭眼、吹口哨观察面部双侧的运动是否协调。若要做修复,可观察面下部的高度、有无开唇露齿现象,面型及颌骨等方面相关内容。

3)牙齿。

①数目:检查牙齿数目,有无先天缺失牙、多生牙等。

②颜色和透明度:牙齿在颜色和透明度上的某些改变常能为诊断提供线索;龋齿:白垩或棕褐色;死髓牙:暗灰色;四环素牙:暗黄或灰棕色;氟牙症:白垩色或黄褐色斑纹。

③形状:前磨牙:畸形中央尖。上颌切牙:畸形舌侧窝、融合牙、双生牙、结合牙、先天性梅毒牙。这些牙因先天缺陷容易导致牙齿硬组织破坏,进而导致牙髓炎等。另还有过大牙、过小牙、锥形牙等。

④排列和接触关系:有无错位、倾斜、扭转、深覆盖、开𬌗、反𬌗等牙列紊乱情况。

⑤缺损:应与探诊结合进行,对龋洞、楔缺和外伤性缺损要注意其大小、深浅、是否露髓。

4)牙龈和牙周组织:正常牙龈呈粉红色,表面有点彩。炎症:局部肿胀、点彩消失,因充血或淤血可出现鲜红(急性炎症)或暗红色(慢性炎症)。血液病:牙龈苍白、渗血、水肿、糜烂等。观察牙间乳头有无肿胀充血、萎缩或增生、坏死等。有无牙周袋,累及范围及深度如何,袋内分泌物情况等。

5)口腔黏膜。

①色泽:炎症时黏膜充血、发红,扁平苔藓时还有糜烂和白色网状纹,白斑时有各种类型的白色斑片。

②溃疡:复发性口疮、口腔黏膜结核和癌症均可表现为溃疡。通过视诊观察溃疡的外形、有无分泌物、有无对应的局部刺激物等;通过问诊了解持续时间和复发情况;结合触诊了解质地是否坚硬,有无周围浸润等。

③肿胀和肿物:附近有无牙源性损害,有无压痛,是否波动,边界是否清楚。

6)舌:舌背有无裂纹,舌乳头的分布和变化,舌的运动情况等。

方法:先检查主诉部位,再按一定顺序(如右上→左上→左下→右下)检查其他部位。

(3)探诊。

1)牙齿:牙体缺损部位、范围、深浅、质地软硬、敏感及露髓与否,探查邻面龋时可用探针双弯的一端。充填体边缘:密合程度,有无继发龋及充填体悬突。牙面的敏感点:确切部位和敏感程度。皮肤或黏膜的感觉:感觉的过敏或迟钝,麻醉的效果。

2)牙周:探测牙龈表面的质感是松软还是坚实,检测牙周袋的深浅,牙龈和牙齿的附着关系,了解牙周袋深度和附着情况,检查是否有龈下牙石。

3)窦道:多见于牙龈,偶见于皮肤,提示有慢性根尖周炎患牙,但其位置不一定与患

牙相对应,可将圆头探针插入窦道并缓慢推进以探明窦道来源。也可用牙胶尖自窦道口顺其自然弯曲插入,拍X射线片可显示与窦道相通的根尖病变处。

方法:①医师握笔式用口腔科探针进行探诊,选择尖端锐利的探针;②动作轻巧有支点(必须有支点,握探针的手指方可有灵敏的感觉);③先检查主诉牙和可疑牙,然后按顺序逐个检查,做到面面俱到,以免漏诊;可疑穿髓孔处,不可用力探入,以免引起患者不必要的剧烈疼痛和心理压力;④牙周探诊时支点应尽可能靠近牙面,以免器械失控而刺伤牙周组织,探针方向应与牙长轴方向一致;⑤力度要适中,既可发现病变又不引起伤痛;⑥瘘管的探诊用钝头探针,探时应顺势推进,不可用力过猛。

(4)叩诊:内容主要是检查根尖和根周牙周膜的健康状况以及牙齿劈裂的部位。

方法:①选择对照:健康的对侧同名牙和邻牙是最好的阴性对照,叩诊应从健康牙开始,逐渐过渡到可疑牙;②叩击方向:垂直叩诊主要是检查根尖部有无炎症,水平叩诊主要是检查牙齿周围组织有无炎症;③力度适中:力量宜先轻后重,一般以健康的同名牙或邻牙叩诊不痛的最大力度为上限;对急性根尖周炎的患牙叩诊力度要更小,以免增加患者的痛苦。

(5)扪诊。

1)内容:牙齿的活动度,牙龈的压痛、肿胀范围及波动感,牙周袋的溢脓,口腔黏膜的质地,肿物的范围、边缘和活动度,淋巴结的大小、活动或粘连等。

2)方法:口内扪诊多用单个食指,应戴指套,动作要轻柔;口内双指触摸脓肿的波动感,唇颊部的双指扪诊;口外扪诊常用双手扪诊法。

(6)牙齿松动度检查:用镊子夹住切端或抵住𬌗面的窝沟,作唇(颊)舌(腭)向、近远中向和上下推(摇)动,按不同的动度记录为:

Ⅰ°松动:颊舌方向松动,或松动幅度小于1 mm。

Ⅱ°松动:颊舌和近远中方向均松动,或松动幅度在1~2 mm。

Ⅲ°松动:颊舌腭、近远中向及垂直方向均有松动,或松动幅度大于2 mm。

(7)咬诊。

1)内容:检查根尖牙周膜的压痛,牙齿的咬合接触,𬌗干扰及早接触点的部位。

2)方法。

a.空咬法:嘱患者咬紧上下牙或作各种咀嚼运动,同时注意牙齿动度和牙龈颜色的改变;

b.咬实物法:选用近似一个牙宽的棉签,先检查正常牙,再检查患牙,根据患牙是否疼痛而明确患牙部位;

c.咬合纸法或咬蜡片法:用于检查患者的咬𬌗情况时,应使用薄咬合纸,分别对正中和非正中𬌗位进行咬诊。如果用于确诊单个牙齿的𬌗干扰部位,可用一块2~3层厚半个牙尖宽的咬合纸分别垫在不同牙尖的斜面,按正中𬌗和非正中𬌗位顺序检查。患牙咬合疼痛明显的着色深处,即为干扰所在处。

(8)嗅诊:牙髓坏疽的髓腔内和坏死性龈口炎患者口腔内有特殊的腐败气味。口内的特殊气味来源有以下三方面:口腔源性、相关器官源性(如鼻窦炎、胃肠道疾病等)、系统性疾病。

(三)病历书写

门诊。

1.一般项目　包括姓名、性别、年龄、民族、职业、出生地、通信地址及电话号码等。

2.主诉　就诊时主要的不适症状、部位及发生的时间。常见主诉方面:牙体疾病主诉为“疼”,牙周疾病主诉为“出血”,黏膜疾病主诉为“肿块”。

3.现病史　按时间顺序记录本次患病病史,一般包括疾病开始发生的时间、原因、表现的症状及其影响因素、疾病发展的过程和曾经接受过的检查和治疗。

4.既往史　应侧重了解与疾病有关的部分。对女性患者,应了解月经及妊娠情况。有无饮食、药物及其他过敏史,有无全身疾患及家庭或遗传性疾患均应记录。

5.口腔检查记录

(1)主诉牙:记清牙位,按口腔检查顺序记录。如龋病,应先描述龋洞的深浅、范围、腐质情况、敏感程度、穿髓与否、叩诊、松动度、扪诊及咬诊的情况,再描述温度测验、活力测验及X射线片的表现。结合病史有意义的阴性所见也应记录。

(2)非主诉牙:牙体疾病及治疗情况,龋病、非龋疾患、充填体的情况等。牙周、黏膜、牙列及颌面部阳性所见均应做一般记录。

6.诊断　主诉疾患诊断要求名称正确,依据充足。

7.治疗记录　做好治疗记录。

【实训报告与评分】

评定学生问诊、视诊、叩诊、探诊、触诊、牙松动度的检查操作。

【评分标准】

考核项目及评分标准见表2-2-1。

表2-2-1　考核项目及评分标准

序号	考核内容	考核要点	分值	评分标准	得分
1	一般检查法操作	问诊	10	爱伤意识	
		视诊	10	调节灯光	
		探诊	10	器械、握持方式、动作顺序	
		叩诊	10	器械、握持方式、动作顺序	
		扪诊	10	器械、部位、方法、内容	
		松动度	10	器械、握持方式、动作顺序	
2	门诊病历书写	一般项目包括	5	错误扣除此分	
		主诉让病人说些什么	5	错误扣除此分	
		现病史、既往史	5	错误扣除此分	
		口腔检查的记录内容	10	错误扣除此分	
		诊断准确否	10	错误扣除此分	
		怎样安排治疗	5	错误扣除此分	
合计			100	得分合计	

注:本项目分值为100分,操作时间为30 min

六、注意事项

1.不可能一次就能体现出轻、中、重叩,再有就是器械选择要正确。
2.健患侧要对比。
3.器械握持要有支点。
4.检查方法正确。
5.爱伤意识。
6.医患有沟通。

七、要点提示

1.探诊:握持方式及支点,探诊的正确应用、动作及顺序。
2.扪诊:手法、检查部位、医患体位、扪诊内容。
3.叩诊:器械选择、叩诊动作、叩诊顺序、叩诊结果描述。
4.松动度检查:器械选择、器械放置部位、检查动作、结果判断。

八、知识问答

简述各种检查操作要点。

(陈婉璐)

实训三　牙髓活力测试

一、实训目标

掌握　口腔牙髓活力测试的方法。

二、实训用品

口腔一次性检查盘(口镜、探针、镊子)、无菌棉球、氯乙烷或小冰棒、凡士林、酒精灯、打火机、热牙胶棒、牙膏、牙髓活力测定仪。

三、模拟场景

教师讲解牙髓活力测试操作要点,学生们分组练习。

四、学习方法

1.示教牙髓活力测试操作。

2.每两个同学互相检查。

3.老师总结实训主要内容、注意事项及实训效果。

五、操作步骤及评分

【操作步骤】

(一)爱伤观念

检查前向患者说明操作目的及检查时可能出现的感觉,嘱咐患者有感觉时抬手示意。

(二)冷测试法

(1)用棉球将被测试牙齿擦干并隔湿被测牙,一般顺序是先测试同颌同名牙,再测试患牙。

(2)用镊子夹小棉球一个,将氯乙烷等测试液喷于其上,或使用综合治疗台上三用枪的冷空气或冷水或使用小冰棒(5~6 mm 长一端封闭的塑料管内注满水冷冻)。将小冰棒置于被测牙的唇(颊)或舌面完好釉面的中 1/3 处,观察患者的反应。

(3)结果判断标准。

正常:与对照牙比较反应相同。

敏感:比对照牙反应迅速且程度强烈。

迟钝:比对照牙反应缓慢且程度弱。

无反应:正常冷测试温度及加强测试温度不引起患牙相应反应(测牙无冷感)。

(三)热测试法

(1)在牙面上均匀涂布一层凡士林,使用加热的牙胶棒或用注射器注滴热水。将牙胶棒的一端在酒精灯上加热变软,但不使之冒烟燃烧(65 ℃~70 ℃),立即置于被测牙的唇(颊)或舌面的中 1/3 处,观察患者的反应。

(2)结果判断标准。

正常:与对照牙比较反应相同。

敏感:比对照牙反应迅速且程度强烈。

迟钝:比对照牙反应缓慢且程度弱。

无反应:正常热测试温度及加强测试温度不引起患牙相应反应(测牙无热感)。

(四)牙髓活力电测验法

(1)向患者说明检查目的,消除不必要的恐惧,以取得患者的合作。嘱患者有“麻刺感”时,抬手示意。将被测牙严格隔离唾液,吹干或擦干,在牙面上放少许导电剂。将已调整好的仪器的工作端放于牙面上,当患者有感觉时,将工作端撤离牙面并记录读数。

(2)结果判断标准。

正常:对照牙与测试牙相比较,读数差在 10 以内。

敏感:对照牙与测试牙相比较,测试牙读数低,差值<10。

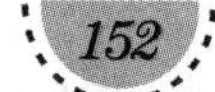

迟钝:对照牙与测试牙相比较,测试牙读数高,差值>10。

无反应:控制器电流加大,达到最高值,测试牙仍无反应。

【实训报告与评分】

1.辨认牙髓活力情况。

2.评定学生实训操作能力。

【评分标准】

考核项目及评分标准见表2-3-1。

表2-3-1　考核项目及评分标准

序号	考核内容	考核要点	分值	评分标准	得分
1	特殊检查法	冷测试方法	35	错误扣除此分	
		热测试方法	35	错误扣除此分	
		牙髓活力电测法的操作	30	错误扣除此分	
合计			100	得分合计	

六、注意事项

(一)冷热诊

1.作测试前应向患者说明检查目的和可能出现的感觉,并嘱患者有感觉时抬手向医生示意。

2.先测对照牙(首选对侧正常的同名牙),再测可疑患牙。

3.避免在有病损的部位以及金属或非金属修复体上作温度测试。

4.用牙胶热测时,牙面应保持湿润,以防止牙胶粘于牙面。

5.用冷、热水作温度测时应注意隔离未被测试的牙齿。小冰棒作冷测时,如有多个可疑牙,应从牙列后部向前逐个测试。

(二)牙髓活力电测验法

先测对照牙,再测患牙。每牙测2~3次,取平均数做结果。装有心脏起搏器的患者严禁做电活力测试。注意可能出现假阳性或假阴性的情况。

七、要点提示

1.医嘱说明。

2.对照牙的选择及测试顺序。

3.测试牙隔离、隔湿。

4.测试及放置部位。

八、知识问答

试述牙髓活力测试时的注意事项。

（陈婉璐）

实训四　社区牙周指数(CPI)检查

一、实训目标

1.掌握　社区牙周指数(CPI)检查的操作方法;社区牙周指数(CPI)检查的记分标准及记分表的填写。

2.熟悉　社区牙周指数(CPI)检查的注意事项。

二、实训用品

CPI 探针:使用世界卫生组织推荐的 CPI 牙周探针(图 2-4-1)。探针尖端为一小球,直径为 0.5 mm,在距顶端 3.5~5.5 mm 处为黑色涂抹区域,距顶端 8.5 mm 和 11.5 mm 处有两条环线。在牙周检查时 CPI 探针的作用是检查牙龈出血情况,用探针顶端的小球轻探牙龈,观察有无出血现象。顶端小球可避免探针头部过于尖锐而刺伤牙龈组织导致出血而误诊为牙龈炎;探测龈下牙石,用探针小球轻探龈下牙面,遇有牙石时有不光滑、粗糙的感觉;测牙龈沟或牙周袋的深度,探针在 3.5 mm 和 5.5 mm 处的刻度便于测定牙周袋的深度。

此外,CPI 探针不仅可用于社区牙周指数的检查,还可用于诊断冠龋及根龋、测量上下颌前牙最大排列相邻牙之间不规则部位的距离、测量前牙覆盖程度、测量前牙开颌程度等作用。

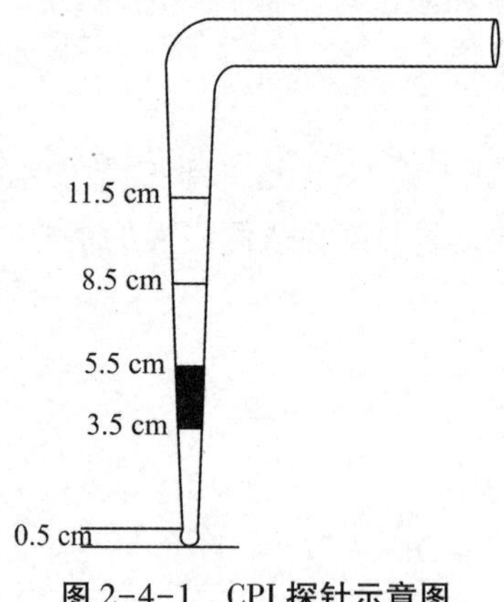

图 2-4-1　CPI 探针示意图

三、模拟场景

教师在仿真头模上做社区牙周指数(CPI)检查的示教。

四、学习方法

1.学习认识社区牙周指数(CPI)检查需用器械及检查方法。
2.学生完成社区牙周指数(CPI)检查的操作并记录。

五、操作步骤及评分

【操作步骤】

(一)检查内容

CPI检查即在指数牙上检查牙龈出血、牙石和牙周袋深度三项内容,共检查6个区段,检查顺序依次为右上后牙区段、上前牙段、左上后牙区段、左下后牙区段、下前牙区段、右下后牙区段,所检查牙齿只记录最高记分。

(二)检查方法

检查时以探诊为主,结合视诊。改良握笔式握持CPI探针,以无名指做支点,支于受检牙附近的硬组织之上。将探针轻缓地插入龈沟或牙周袋内,探针与牙长轴平行,紧贴牙根。沿牙齿颊(唇)、舌(腭)面龈沟从远中向近中移动,作上下短距离的提插式移动,以感觉龈下牙石。同时查看牙龈出血情况,并根据探针上的刻度观察牙周袋深度。CPI探针使用时所用的力不超过20 g,简单测试方法是将CPI探针插入指甲沟内,轻轻压迫显示指甲盖发白且不造成疼痛和不舒服的感觉为适宜力量。过分用力会引起患者疼痛,有时还会刺破牙龈。

(三)确定指数牙

正常情况每人口腔中有6个区段,10颗指数牙,分别是上、下颌8颗磨牙和右上、左下各1颗中切牙,即17、16、11、26、27和37、36、31、46、47。20岁以上的受检者需对每一颗指数牙进行检查,记录各牙的牙龈出血、牙石和牙周袋情况。20岁以下、15岁及以上者只检查16、11、26、36、31、46六颗指数牙,以避免第二磨牙萌出过程中产生的假性牙周袋。15岁以下者,只检查上述六颗指数牙,并且只检查牙龈出血和牙石情况,不检查牙周袋深度。

WHO规定,每个区段内必须有2颗或2颗以上功能牙,并且无拔牙指征,该区段才做检查。成年人的后牙区段有时缺失一颗指数牙或有拔牙指征时,则只检查另一颗指数牙。如果一个区段内的指数牙全部缺失或有拔牙指征时,则检查此区段内的所有其余牙,以最重情况记分。如果这个区段内没有功能牙或只有一颗功能牙时,这个区段作为除外区段。每颗指数牙的颊(唇)、舌(腭)面龈沟或牙周袋都须检查到。每个区段两颗功能牙的检查结果,以最重情况记分。

(四)记分标准

0=牙龈健康。

1=龈炎,探诊后出血。

2=牙石,探诊可发现牙石,但探针黑色部分全部露在龈沟外。

3=早期牙周病,龈缘覆盖部分探针黑色部分,牙周袋深度在4~5 mm。

4=晚期牙周病,探针黑色部分被龈缘完全覆盖,牙周袋深度在6 mm或以上。

X=除外区段(少于两颗功能牙存在)。

9=无法检查(不记录)。

上述记分填入CPI记分表(见表2-4-1),每个格子填一个记分,后牙区段两颗功能牙以最重情况记分。

表2-4-1 CPI记分表

而世界卫生组织2013年出版的《口腔健康调查基本方法》(第5版)对CPI进行了改良,改良CPI需检查全部存留牙齿,检查内容包括牙龈出血和牙周袋,分别进行记分。

1.牙龈出血记分

0=牙龈健康。

1=探诊后出血。

9=除外。

X=牙齿缺失。

2.牙周袋记分

0=袋深不超过3 mm。

1=袋深在4~5 mm。

2=袋深在6 mm或以上。

9=除外。

X=牙齿缺失。

【实训报告与评分】

评定学生对社区牙周指数(CPI)检查(第4版)的掌握情况。

考核内容及评分标准见表2-4-2。

表 2-4-2　考核内容及评分标准

序号	考核内容	考核要点	分值	评分标准	得分
1	确定指数牙	6 个区段,10 颗指数牙	20	指数牙确定错误或有遗漏则扣除相应分数	
2	握持 CPI 探针方式	改良握笔式,有支点	15	握持方式错误或无支点则扣除相应分数	
3	探查动作	与牙长轴平行,紧贴牙根,由远中向近中提插式移动	15	若错误则扣除此分	
4	检查内容	检查龈下结石,牙龈出血情况及牙周袋深度	15	检查内容错误或有遗漏则扣除相应分数	
5	检查牙面无遗漏	所有指数牙的颊(唇)面、舌(腭)面	15	若有遗漏则扣除此分	
6	指数牙记分	每区段一个记分,后牙区段中两个指数牙以较重情况牙记分,共计 6 个记分	20	若错误则扣除此分	
合计			100	得分合计	

六、注意事项

1.探查时必须有支点,探针长轴须与牙长轴平行,探针检查时用力适当,否则难以感觉龈下牙石并可能刺破牙龈。

2.每颗指数牙的颊(唇)、舌(腭)面龈沟或牙周袋都须检查到,尤其舌(腭)面龈沟或牙周袋不要遗漏。

3.一定要根据原则确定指数牙,不能在区段内随意确定指数牙。

4.记住 CPI 探针上每个刻度离探针顶端的距离,探针插入龈沟后,应仔细观察探针的刻度并记分。

七、知识问答

1.简述如何确定指数牙。

2.20 岁以下、15 岁以上者检查哪些指数牙?原因是什么?

3.简述社区牙周指数(CPI)检查的记分标准。

(辛惠莹)

实训五　牙周探诊检查

一、实训目标

1.掌握　牙周探诊检查的方法；牙周探诊检查结果的记录。

2.了解　牙周探诊的目的。

二、实训用品

1.牙周探针。其顶端为钝头，顶端直径约 0.5 mm，探针上有刻度。常用的牙周探针有：Williams 探针（刻度为 1 mm、2 mm、3 mm、5 mm、7 mm、8 mm、9 mm、10 mm）、Michigan-O 探针（刻度为 3 mm、6 mm、8 mm）、Marquis 探针（刻度为 3 mm、6 mm、9 mm、12 mm，并有颜色标记）、UNC-15 探针（每 1 mm 都有黑线刻度，5 mm、10 mm、15 mm 为全黑刻度）。根面牙石的探查和根分叉病变的探查使用普通探针。

2.一次性器械盘。

三、模拟场景

教师在仿真头模上做牙周探诊的示教。

四、学习方法

1.认识牙周探诊需用器械及探诊方法。

2.在仿头模上或两名学生一组练习牙周探诊的操作。

五、操作步骤及评分

【操作步骤】

（一）牙周探诊目的

了解牙周支持组织的丧失状况，探测整个牙列所有牙齿的每个面有无牙周袋的形成、牙周袋的深度、牙周附着水平；此外，还应探查根分叉病变及探诊后有无龈沟，牙周袋出血，并以数值记录来反映。

（二）探诊方法

1.器械的握持方式　用改良握笔法握持探针。

2.探诊时要有支点　可以是口内支点，也可以是口外支点。

3.探针方向　探入探针应与牙体长轴平行，探针顶端紧贴牙面，沿根面深入牙周袋或

龈沟,注意探入时若遇到牙石要避开牙石,直达袋底。

4.探诊力量　探入力量要轻,约为 20~25 g。要做到既探测到实际深度又不致使患者疼痛和损伤。

5.探诊方法　以提插方式移动探针。如“走步”样围绕每个牙的每个牙面进行探查,以发现袋最深的部位及袋的形态。

6.邻面探针　在探查邻面时,要紧靠接触区处探入,探针可稍倾斜,以便能探入接触点下方的龈谷处。

7.多个牙或全口牙探诊　对多个牙或全口牙探诊时,要按一定顺序进行,以防止遗漏,一般从右上颌后牙开始,依次完成一个象限后继续按 2、3、4 象限顺序完成探测。每个牙探查要包括 6 个位点:颊侧近中、中央、远中位点及舌(腭)侧近中、中央、远中位点(图 2-5-1)。

8.测量记录　测量记录每个位点的探诊深度(probing depth,PD),即袋底至龈缘的距离,以 mm 为单位记录。

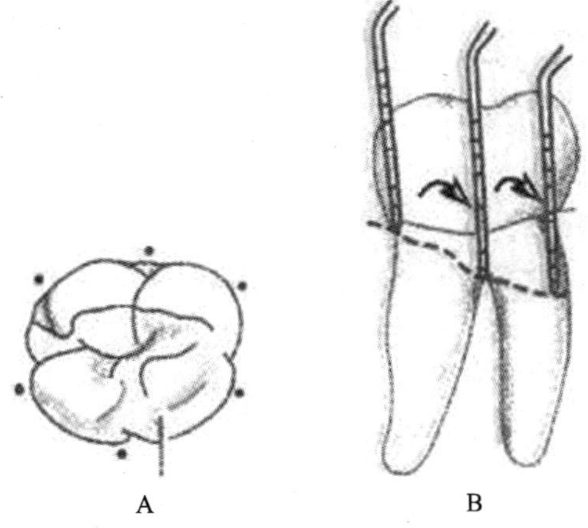

图 2-5-1　牙周袋探测部位及方法示意图

A.唇、舌侧 6 个位点　B.提插式探测近、远、中三个位点

(三)探诊内容

1.探诊深度(probing depth,PD)　指龈缘至袋底或龈沟底的距离,以“mm”为单位记录。健康牙龈的龈沟探诊深度不超过 3 mm,在健康状态下探针可进入结合上皮;有炎症时探针会超过结合上皮,进入炎症区达健康结缔组织冠方。经治疗后,结缔组织中炎症细胞浸润消失,胶原纤维新生,使结缔组织对探针的抵抗力增强,探针不再穿透进入结缔组织中,而是终止在结合上皮内。

每个牙记录六个部位:颊侧近中、中央、远中及舌侧近中、中央、远中位点,也可根据条件和需要,只记录每个牙最深的位点。

2.附着水平(attachment level,或附着丧失 attachment loss,AL)　指袋(沟)底至釉牙骨质界的距离,也称临床附着水平(CAL)。测量时分步进行。

第一步:确定釉牙骨质界的位置:在探得袋深后,探针沿牙根面退出时,用探针尖端探查釉牙骨质界的位置,然后测量釉牙骨质界至龈缘的距离,以 mm 为单位记录。若龈缘正位于釉牙骨质界处,此距离为 0;若龈缘位于釉牙骨质界的根方,则记为负值,此距离为龈退缩的距离。

第二步:计算出附着丧失,即探诊深度减去釉牙骨质界至龈缘的距离,以 mm 为单位记录。

附着水平是反映牙周组织破坏程度的重要指标之一,有无附着丧失是区分牙周炎与牙龈炎的重要指标。正常的牙龈附着于釉牙骨质界处,不能探到釉牙骨质界,即无附着丧失;患牙龈炎时,牙龈附着的位置不变,仍在釉牙骨质界处,即使因牙龈肿胀而导致探诊深度增加,临床上同样不能探到釉牙骨质界,无附着丧失;牙周炎时因有附着丧失,则能探到釉牙骨质界。附着水平对制订治疗计划、是否确定手术及手术方案的制定、预后评估及判断疗效均有意义。

3.探诊后出血(Bleeding on probing)　探诊后出血这一指标不能作为病情进展的指标,但探诊后不出血却可以作为牙周组织处于稳定阶段的较好指标。如果多数部位都存在探诊出血,可以预示有可能附着丧失在进展,它是附着丧失加重的重要危险指标之一。

4.龈下牙石　龈下牙石沉积于龈缘之下,附着在龈沟或牙周袋内的牙面上,用尖探针探查牙根面龈下牙石情况及其量的多少。

5.根分叉病变(见图 2-5-2)

工具:专门设计的弯探针(Nabers 探针),顶端为钝头,有的探针上有刻度。若没有,可用弯尖探针代替。

方法:用探针探查多根牙的根分叉区。检查下颌磨牙时,从颊侧和舌侧中央处分别探查;检查上颌磨牙时,从颊侧中央处探查颊侧根分叉区,从腭侧的近中和远中分别探查近中和远中的根分叉区。

探查的内容包括:是否能探到根分叉区、探针能否水平方向进入分叉区及水平方向探入的程度,分叉的大小,根柱的宽窄,有无釉突。还应注意检查根分叉区是否暴露。根据根分叉处牙周组织破坏程度对根分叉病变进行分度。

Glickman 分度标准:

Ⅰ度——探针尖能探到根分叉的外形,但水平方向尚不能探入;X 射线片检查尚无明显的骨吸收;

Ⅱ度——探针能从水平方向探入根分叉处,但不能贯通根分叉区,尚有一部分牙槽骨存在;X 射线片可见根分叉处有小范围的密度减低区,或仅见该处牙周膜增宽;

Ⅲ度——探针能贯通根分叉区,但仍有牙龈覆盖;X 射线片显示根分叉区有明显的三角形骨吸收区;

Ⅳ度——根分叉完全暴露通畅,无牙龈覆盖。

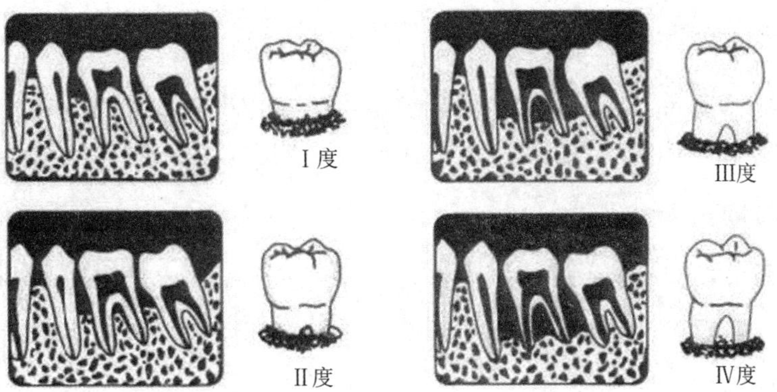

图 2-5-2　根分叉病变的分叉示意图

【实训报告与评分】

评定学生对牙周的掌握情况(见表 2-5-1)。

表 2-5-1　考核内容及评分标准

序号	考核内容	考核要点	分值	评分标准	得分
1	器械选择	牙周探诊和探查牙石及根分叉病变时分别选择哪种器械	20	器械选择错误则扣除此分	
2	握持方式及支点	改良握笔式,口内或口外支点	15	握持方式错误或无支点则扣除相应分值	
3	探查动作	探查力量、探针角度和方向、探针移动方式、邻面探查方式及探查顺序	25	探查方法错误则扣除相应分值	
4	探查位点	探诊应包括6个位点。颊侧近中、中央、远中位点及舌(腭)侧近中、中央、远中位点	15	有遗漏位点的则扣除相应分值	
5	探诊内容及结果记录	牙周袋探诊深度、附着水平、探诊后出血情况,根面牙石,根分叉病变	25	探诊内容不完整的则扣除相应分值	
合计			100	得分合计	

六、注意事项

探诊力量、探入角度、探针的粗细及形状、探针刻度的准确性、牙石的阻挡及炎症程度等都会影响牙周探诊结果的准确性，因此探诊检查时应注意这些影响因素。

七、要点提示

牙周探针与 CPI 探针外观相似，均有刻度及黑线部分。但牙周探针尖端为钝头，CPI 探针尖端为一小球，注意区分两者的不同之处，避免器械选择错误而造成失分现象。

八、知识问答

1.牙周探诊的探诊内容包括哪些？
2.简述牙周探诊的基本方法。
3.简述 Glickman 根分叉分度标准。

（辛惠莹）

第二考站　口腔基本操作

考纲要求	项目名称	项目数量	分值	考试时间
口腔基本技术（口内部分）	开髓术	选 2~3 项	共 40 分	36 min
	离体牙磨牙复面洞制备术			
	龈上洁治术			
	橡皮障隔离术			

实训六　开髓术

一、实训目标

1.掌握　离体前牙、前磨牙、磨牙开髓的具体操作方法。
2.熟悉　开髓步骤及各类牙髓腔预备的方法，为牙髓治疗的临床操作打下基础。
3.了解　异形牙齿的髓腔形态。

二、实训用品

多媒体图片、挂图、幻灯片、仿头模、离体牙、高低速手机、钻针（图 2-6-1）。

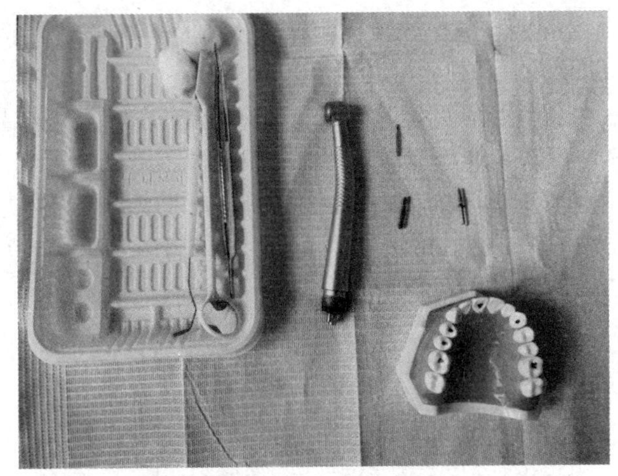

图 2-6-1　部分实训用品

三、模拟场景

教师在仿真头模上做前牙、前磨牙、磨牙开髓的示教。

四、学习方法

1.学习认识开髓所需用器械。
2.学生完成开髓的操作并记录。

五、操作步骤及评分

【操作步骤】

(一)开髓前准备

(1)开髓前拍 X 射线片了解髓室顶的深度和形状,X 射线片最好采用平行投照的方式进行拍照。

(2)开髓前常规洗手、戴手套。

(3)检查器械齐全并严格消毒。

(二)开髓步骤

1.去除龋坏组织和穿通髓腔　可使用高速裂钻或金刚砂去除龋坏组织,或去除在直线通路上的修复体,初步建立外形,再用裂钻或金刚砂钻针,也可以使用球钻,在近髓处或髓腔最明显处穿通髓腔,若是多根的磨牙,钻针应朝着最大根管的长轴方向穿通髓腔,如上颌磨牙的腭根。

2.揭髓室顶　髓室顶穿通后,可选用低速球钻向冠方提拉的动作揭去髓室顶,此时不可向根方用力,以避免台阶或穿孔的形成,最后用球钻进一步去除可能存在的龋坏组织。

3.修整洞形　选用细小的钝头锥形钻针对洞形进行修整，然后用探针检查髓壁情况，如是否残留有髓角等问题。

4.清理髓腔和探查根管口　开髓过程中要不断对髓室进行冲洗，以保持清晰视野的干净的髓腔，用17%的EDTA冲洗是去除玷污层的较好方法，也可将EDTA冲洗液存放在髓室内1~2 min，然后用次氯酸钠溶液冲洗髓腔内的牙本质碎屑和其他残留物。

最后用DG16根管探针检查根管的开口、数目和根管离开髓室的方向和角度，该步骤完成后，开髓步骤结束。

（三）各牙的开髓要点

各牙的开髓要点见图2-6-2。

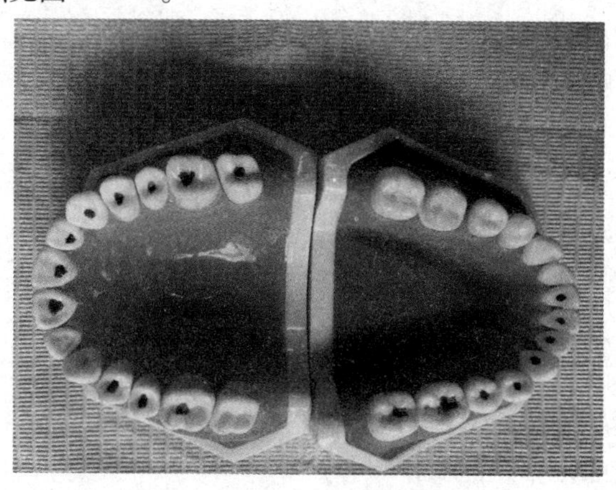

图2-6-2　各牙的开髓要点

1.上颌前牙

（1）髓腔解剖特点：一般为单根管，髓室与根管之间没有明显的界线，根管较粗大。其近远中剖面见近远中髓角突出，唇舌剖面见髓腔膨大部分在近舌隆突的相应部位。髓腔在牙颈部的横断面为圆三角形。因牙齿位置略向唇侧倾，故根管向切端的延伸线位于切缘的唇侧。上中切牙多为直型根管（约75%），少数根管的根尖1/3向不同方向弯曲；上颌侧切牙的部分根管为直型，约53%根管的根尖1/3向远中弯曲；上颌尖牙髓室在近远中髓角之间还有一突出的髓角，根管较长较粗，约32%根管的根尖1/3略向远中弯曲。

（2）开髓法。

1）开髓洞形：开髓窝洞外形为圆三角形，位于舌面窝的中央，近远中边缘嵴之间。三角形的顶在舌隆突处，两腰分别与近远中边缘嵴平行，底边与切缘平行。上尖牙的开髓窝洞外形则近似于椭圆形。

2）开髓步骤：钻针从舌面窝的中央下钻，钻针方向与舌面垂直。钻至釉牙本质界时，改变钻针方向，使其尽可能与牙长轴平行，向深层钻入。此时，注意用好支点，体会“落空感”，表示钻针已进入髓腔。根据髓腔的大小将窝洞扩大，充分暴露近远中髓角及根管口。

2.下颌前牙

(1)髓腔解剖特点:与上前牙相似,但髓腔体积较小,颈部横断面近远中径明显小于唇舌径,根管较细。多为单根管,少见唇舌向两根管。因牙齿位置直立或略向唇倾,故根管向切端延伸线位于切缘舌侧。下颌前牙多为直性根管(60%),20%左右根管的根尖1/3向远中弯曲。

(2)开髓法。

1)开髓洞形:开髓窝洞外形为椭圆形,位于舌面窝正中央。

2)开髓步骤:从舌面窝中央与牙长轴方向一致下钻,直至穿通髓腔,去净髓室顶,充分暴露髓角。

3.上颌前磨牙

(1)髓腔解剖特点:髓腔的形态与牙冠形态相似,颊舌径较近远中径宽,近远中径在颈部明显缩窄。从颊舌向剖面观,髓室较宽,两个细而突出的髓角分别伸入颊、舌尖根管逐渐向根尖缩小,分为颊侧和舌侧根管。根分歧的部位一般较近根中部,从开髓洞口很难见到髓室底。髓腔在颈部的横断面呈细长的椭圆形或哑铃形。上颌第一前磨牙多有两个根管,有时为一个扁根管,部分根管为直型,约37%根管的根尖1/3略向远中弯曲;上颌第二前磨牙多为单根,一个扁根管。少数为直型根管,约27%根管的根尖1/3略向远中弯曲,其余的弯曲方向无明显规律。

(2)开髓法。

1)开髓洞形:开髓口的外形与颈部横断面处的髓室外形相似,为一长椭圆形。其颊舌径为颊舌三角嵴中点之间的距离,宽度约为咬合面近远中径的1/3。

2)开髓步骤:在咬合面中央下钻,至牙本质深层后向颊舌侧扩展至颊舌三角嵴的中点处。穿通颊侧或舌侧髓角,揭净髓室顶。

4.下颌前磨牙

(1)髓腔解剖特点:牙冠向舌侧倾斜,颊尖明显大于舌尖。髓腔偏向颊侧,颊髓角高。根管粗大较直,有时可为双根管。根管在牙颈部的横断面为卵圆形。40%左右的根管为直形,约35%根管的根尖1/3略向远中弯曲。

(2)开髓法。

1)开髓洞形:开髓洞形为椭圆形或卵圆形,位于咬合面颊尖三角嵴中下部。

2)开髓步骤:在咬合面中央近颊尖处下钻,钻针方向与牙长轴方向一致,一直穿透髓腔。然后根据根管粗细,去净髓室顶,形成洞形。

5.下颌磨牙

(1)髓腔解剖特点:下颌磨牙牙冠向舌侧倾斜,髓腔相对偏向颊侧。牙冠的近远中径大于颊舌径。髓室顶与髓室底的距离随年龄增长而变小。一般有两个根,近中为一扁根,多数内有颊、舌两个根管;远中根管较粗大,横断面近似圆形。下颌第一磨牙有时有三根,即远中根分为颊、舌二根,二根内各含一根管,此时牙齿可有四个根管。下颌第二磨牙有近远中各一根，根分歧较下颌第一磨牙收拢，二根内各含1~2个根管。有时两根在颊侧融合，根管也在颊侧融合，根管的横断面呈“U”形，又称“马蹄形”根管。远中根和根管常为直型，近中根和根管多向远中弯曲（60%~80%），近中颊侧根管弯曲尤为显著。

（2）开髓法。

1）开髓洞形：开髓窝洞外形为钝圆角的长方形，位于咬合面近远中径的中1/3偏颊侧部分。开髓洞形近中边稍长，远中边稍短；颊侧洞缘在颊尖的舌斜面上，舌侧洞缘在中央沟处。

2）开髓步骤：在𬌗面中央窝下钻，钻至牙本质深层时，向近远中及颊侧方向扩展，形成比髓室顶略小的长方形窝洞。然后穿通远中或近中髓角，再沿洞口外形开扩，揭去髓室顶。检查髓室顶是否去净，用球钻提拉揭净髓室顶。

6.上颌磨牙

（1）髓腔解剖特点：髓腔似牙齿咬合面呈斜方形，其近远中径在牙颈部缩窄，近中颊髓角最高。上颌第一磨牙有三个牙根。其中，腭根最粗大，根管口最易找到；根管粗大，其横断面有时呈舟形，根管的根尖1/3常向颊侧弯曲（55%）；颊侧有近、远中两根。远中颊根内一个根管，多为直型（54%）；近中颊根较扁，14%~36%有两个根管，根尖1/3多向远中侧弯曲（78%）。两颊根的根管口距离较近。牙颈部横断面上三个根管口，排列为近远中径短，颊舌径长的三角形，三角形的顶端为腭侧根管口，三角形的底边为两个颊根管口连线。上颌第二磨牙偶有两个颊根融合为一个粗大的根，颊根管只有一个。上颌第三磨牙牙根和根管数变异大，可为1~3个根管不等。

（2）开髓法。

1）开髓洞形：开髓的窝洞外形应与颈部横断面处的根管口排列相似，为一钝圆的三角形。三角形的顶在腭侧，底边在颊侧，其中一腰在斜嵴的近中侧，与斜嵴平行，另一腰与近中边缘嵴平行。

2）开髓步骤：用裂钻在中央窝下钻，钻至牙本质深层时，向颊舌方向扩展，形成一偏近中的颊舌径较长的钝圆三角形的深洞。然后在近中舌尖处穿通髓角，沿洞口形态揭髓室顶。用探针的双弯小钩检查颊侧髓室顶是否去净，并确定开髓窝洞颊侧底边的长度，用球钻提拉去净髓室顶，形成窝洞壁向髓腔壁的平滑移行部。

【实训报告与评分】

1.总结各组牙齿开髓术的操作要点。

2.通过学生开髓窝洞制备的结果，评价学生对开髓术掌握的程度。

【评分标准】

考核项目及评分标准见表2-6-1。

表 2-6-1　考核项目及评分标准

序号	考核内容	考核要点	分值	评分标准	得分
1	开髓	开髓窝洞的形状、大小与方向	10	错误扣除此分	
		开髓形状要充分	10	错误扣除此分	
		髓室顶要去净	10	错误扣除此分	
		选用大小合适的裂钻或球钻	10	错误扣除此分	
		在最高的髓角处穿透髓室顶进入髓腔	10	错误扣除此分	
		体会钻针进入髓腔瞬间的“脱空感”	10	错误扣除此分	
2	盖髓	制备近髓窝洞,辨清近髓或穿髓区	10	错误扣除此分	
		隔湿并清洁、干燥窝洞	5	错误扣除此分	
		调制氢氧化钙糊剂	5	错误扣除此分	
		用探针蘸适量氢氧化钙糊剂涂敷于近髓或穿髓区	10	错误扣除此分	
		ZOE 糊剂暂封窝洞	10	错误扣除此分	
合计			100	得分合计	

六、注意事项

1.严格掌握适应证和禁忌证。

(1)开髓引流适应证:慢性牙髓炎急性发作和急性牙髓炎。

(2)开髓引流的禁忌证。

1)全身状态特别差,基础疾病不足以让他承受任何一种创新治疗,这时候患者就要先去处理基础疾病;

2)牙齿不能保留下来,如牙齿没有足够支持组织的保护、牙齿已经非常松动;

3)怀孕期间,根管治疗的药物,可能会对妊娠造成一些影响。

2.涡轮手机转速高,可提高工作效率,但使用时必须有稳固的支点,并且要仔细观察,以防磨除过多组织,在使用时一定要伴有喷水冷却,并且要在一定范围内层层扩展,以使冷却水能够达到钻针尖端,并且可以防止穿髓时钻针嵌顿、折断。

3.要求学生实习时,以仿头模为患者,以离体牙当作患牙,操作中树立“爱伤观点”。

4.在操作的过程中,自始至终采用正确体位、术式和支点,用口镜反射上颌牙齿情况。

七、要点提示

在根管预备前,髓室内所有的龋坏组织、碎屑和残渣都必须清理干净,如果髓室内残存有钙化或金属颗粒，它们进入根管后会使根管堵塞，增大根尖周感染概率，增大根管预备的难度。

八、知识问答

简述开髓基本步骤。

（曹艳艳）

实训七　离体牙磨牙复面洞制备术

一、实训目标

1.掌握　正确使用高速手机及各类牙钻。
2.熟悉　如何正确地制备离体牙磨牙复面洞。
3.了解　离体牙磨牙复面洞外形、洞深、洞壁。

二、实训用品

一次性检查手套、一次性器械盒、离体牙磨牙、高速手机、球钻、裂钻、倒锥钻、牙椅（部分见图 2-7-1）。

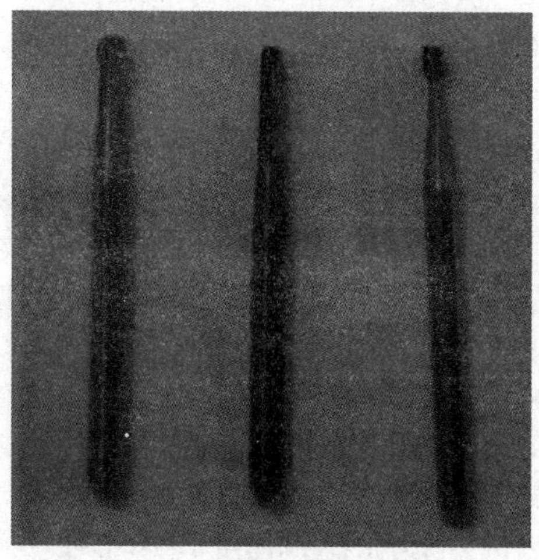

图 2-7-1　球钻、裂钻、倒锥钻

三、模拟场景

将离体牙灌入标准模型（图 2-7-2）后置于仿真头模内进行模拟口内环境训练。

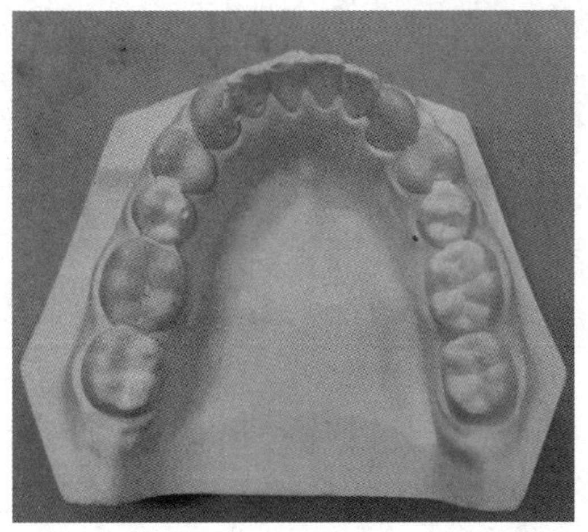

图 2-7-2　离体牙或树脂牙灌入标准石膏模型

四、学习方法

1.学习认识离体牙磨牙复面洞所需用器械。

2.教师演示离体牙磨牙复面洞制备术的操作过程并讲解。

3.学生完成离体牙磨牙复面洞制备术的操作。

【操作步骤】

(一)术前准备

(1)检查手术器械。

(2)术者常规洗手、戴手套。

(3)检查手术器械齐备并严格消毒。

(4)设想并标记牙齿龋坏部位。

(二)手术步骤

(1)根据洞形设计要求,在离体牙上设计窝洞外形。

(2)用小裂钻先从𬌗面近远中点隙处进入,钻到釉牙本质界下 0.2~0.5 mm 处,然后向近远中边缘嵴扩展,磨去边缘嵴。

(3)用小裂钻从牙𬌗面近(远)中,钻针对准邻面牙本质界稍偏牙本质层往龈端钻磨,钻磨到牙颈线以上 1 mm 处,使钻针与牙长轴平行,再向颊、舌方向钻磨扩展至自洁区;颊、舌壁略向𬌗方聚合,形成龈方大于𬌗方的梯形,龈方水平。轴壁与髓壁相交成直角,在相交之线角上做成斜面,龈壁的宽度磨牙在 1.5 mm。

(4)用倒锥钻或裂钻,沿牙𬌗面原有洞的深度,向牙𬌗面沟钻磨形成鸠尾形。用裂钻除去无基釉,修整洞形。用倒锥钻在𬌗面洞底制备倒凹。

(5)检查并修整洞形,每完成一个洞形制备后,检查并修整窝洞使其达到以下要求:

底平、壁直、点线角清楚。窝洞的外形线为圆缓曲线。窝洞在咬合面应包括所有的窝沟，在邻面应达到自洁区，同时尽量保留牙尖、边缘嵴及斜嵴。邻面洞的颊、舌侧洞缘角为直角，略向中线聚拢。鸠尾峡部的比例恰当。

【实训报告与评分】

考核项目及评分标准见表2-7-1。

表2-7-1　考核项目及评分标准

序号	考核内容	考核要点	分值	评分标准	得分
1	器械挑选	选择正确的车针与其他器械	10	器械选择错误则扣除此分	
2	器械使用	高速手机与牙椅或仿真牙椅的使用方法	15	使用方式错误则扣除此分	
3	洞形	洞形是否符合复面洞的备洞要求	25	根据洞形符合程度给予分数	
4	洞深	洞深是否超过或不足标准深度	25	根据洞深是否符合标准给予分数	
5	复面洞整体	复面洞整体外观是否符合要求	25	通过复面洞整体外观修正程度给予分数	
合计			100	得分合计	

六、注意事项

1.以临床操作要求自己，严格无菌操作。

2.去尽龋坏组织，以硬度和着色为标准，必要时配合染色来识别；对近髓深龋，如去腐过程中预计可能露髓，可采取二次去腐法。

3.保护牙髓组织，备洞时尽量减少操作对牙髓所造成的机械、压力和温度刺激。如使用锐利器械，间断操作，冷水冷却，勿向髓腔加压等。

4.尽量保留健康牙体组织，不做预备性扩展。

七、要点提示

1.邻面洞形：为殆向略小于龈向的梯形。龈壁位于接触点根方的健康牙体组织，与髓壁平行；颊舌侧壁洞缘位于自洁区，洞缘角接近直角。颊、舌轴壁略向中线聚合，轴壁与牙长轴平行。

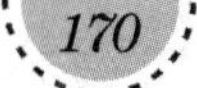

2.咬合面洞形,为鸠尾形。邻面洞向咬合面扩展,包括窝沟在内形成鸠尾洞形的膨大部。在颊舌尖之间缩窄,形成鸠尾峡部,峡部宽度一般在后牙为所在颊舌牙尖间距的1/4~1/3,前牙为邻面洞舌方宽度1/3~1/2。鸠尾峡部与轴髓线角不能重叠,轴髓线角应圆钝。邻面洞与咬合面洞内各点线角要求清楚。

3.洞深:船面为2.0~2.5 mm,邻面洞深1.0~1.5 mm,颊侧洞深1.0~1.5 mm,舌腭侧1.0~1.5 mm。

八、知识问答

1.离体牙磨牙复面洞预备过程中需要哪些车针?

2.离体牙磨牙复面洞制备时各个面所制备的深度是多少?

(陈昊)

实训八　龈上洁治术

一、实训目标

1.掌握　手用洁治器械的支点运用、不同区域体位和方法。

2.熟悉　手用洁治器械的组成及类型。

3.了解　龈上洁治术的原理。

二、实训用品

1.一次性器械盒、0.5%碘附、5 mL注射器、3%过氧化氢、生理盐水、碘甘油、抛光膏。

2.各种类型洁治器:前牙镰形洁治器(2把)、后牙镰形洁治器(1对)。

(1)龈上洁治器的器械结构。

洁治器由柄、杆和工作端组成(图2-8-1)。

柄:牙周各种器械的柄的大小、形状、表面花纹略有差异,柄的粗细以握持者舒适而不妨碍手指肌肉活动为度。一般牙周器械的柄都是空的,这样便于将工作端的微小震动放大,利于传导到术者手上。柄的表面刻有螺纹以防滑。

杆:杆比柄要细一些,是连接器械与工作端的部分。选择器械时,要注意器械杆的长度和角度。

工作端:工作端的形状表明器械的用途和类别。常用洁治器工作端的形状为镰形和锄形。

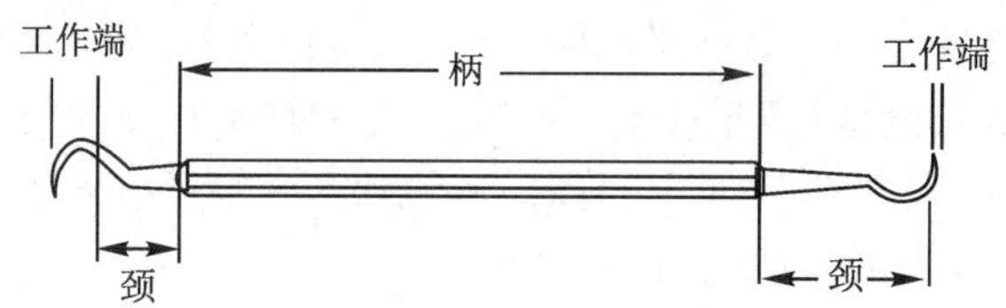

图 2-8-1　洁治器械结构图

(2)龈上洁治器的组成(图 2-8-2)。

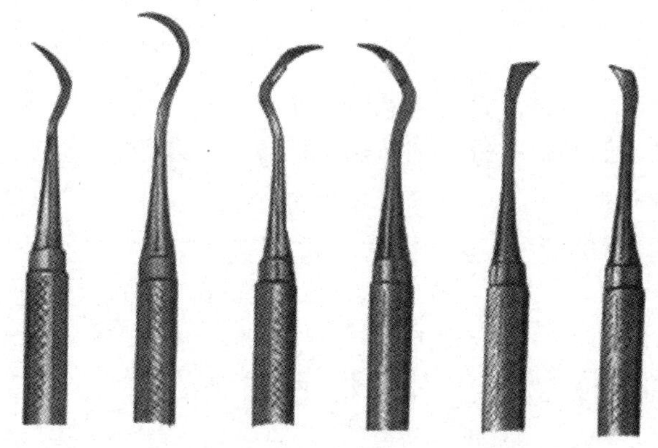

图 2-8-2　龈上洁治器械示意图

1)镰形洁治器(sickle):工作端的外形如镰刀,刀口的横断面为等腰三角形,使用的有效刀刃是镰刀前端的两侧刃口。本器械适宜刮除牙齿各个面(包括邻面)的菌斑及牙石,较细的尖端亦可伸进牙周袋内,刮除潜在的龈下牙石。

前牙镰形器工作端呈直角形或大弯形,其工作端与柄成直线,大弯形的镰形器还可用于唇(颊)舌面大块牙石的刮除。

后牙镰形器在颈部呈现两个角度,左右成对,其方向相反,主要适用于后牙邻面牙石的刮除。

2)锄形器:工作头外形如锄,左右成对,刃口一端成锐角,使用时锐角置于牙石侧的龈沟内,刮除龈上牙石及浅层龈下牙石,主要用整个刃口刮除全口唇颊舌侧牙光滑面上的色素、菌斑和牙石。

3.磨光器:常见的有杯状刷、橡皮杯。洁治后牙面并不光滑,常有刻痕并遗留色素和细小的牙石,必须用磨光器将牙面打磨光滑,常用的磨光器及方法见超声洁治法。磨光后的牙面光滑而洁净,可延迟菌斑附着。

4.仿真头模(每 2 名同学一组)。

三、模拟场景

教师在仿真头模上分别做上下前牙、左右后牙的示教。

四、学习方法

1.学习认识龈上洁治器械。

2.学生完成全口龈上洁治操作并记录。

五、操作步骤及评分

【操作步骤】

(一)术前准备

(1)术前准备包括调节灯光椅位(洁治下颌时,下颌颌平面与地面平行,洁治上颌牙时,上颌颌平面与地面呈 45°~90°角。实验课操作时,在仿头模同样适用,但仿头模型高低可根据术者而定),患者的全身情况检查,如血常规,出、凝血时间,有无急性感染性疾病,月经期等,以及全口 X 射线检查。

(2)术者常规洗手、戴手套、一次性帽子、口罩。

(3)检查操作器械并严格消毒备用。

(二)操作方法

1.握持方法　改良握笔式,将洁治器的颈部紧贴中指指腹(而不是中指的侧面),示指弯曲位于中指上方,握持器械柄部,拇指腹紧贴柄的另一侧,位于中指和示指指腹之间约二分之一处,这样拇指、食指、中指三指构成一个三角形力点,有利于稳固地握持器械,并能灵活转动器械的角度(图 2-8-3)。

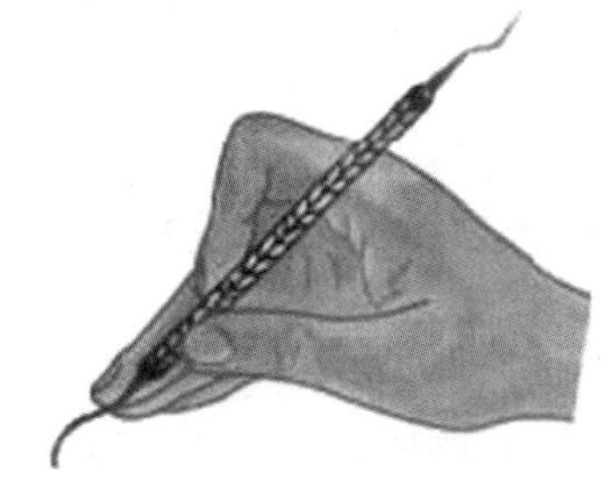

图 2-8-3　改良握笔式法及支点示意图

2.建立支点　龈上洁治时应尽量用无名指在工作牙的邻牙上作指支点,必要时可用辅助支点法。中指与无名指贴紧,一起放在邻近牙齿上,形成复合支点。支点位置尽量靠近被洁治牙的部位,并随洁治部位的变动而移动。此为口内常规支点,适用于口腔内大多数区域。此外,还可使用以下支点:

(1)对侧牙支点:支点放在同一牙弓的对侧牙的牙面上;

(2)对颌牙支点:支点放在对颌牙的牙面上;

(3)辅助支点:邻牙缺失,或支点位置距力点太远,支点放于非手术手的手指上;

(4)口外支点:采用多个手指的指腹或指背靠在面颊部,又称为手支点。

支点牙要保持干燥,工作手可作稳定的支点,有时还可以在支点牙上放一干棉卷,以增加稳定性。洁治时,动作宜轻,随着清除牙石力的大小,逐步增加支持力,否则易于在支点牙上滑动。在洁治过程中,逐步增加支持力有利于不断地对支点牙的情况有所了解,避免在支点移动时损伤一些牙周组织破坏严重、支持力量不足的病牙。

三个不分开(保证操作的稳定性):器械与手指、手指与支点、中指与无名指。

3.器械的放置与角度　洁治器的工作刃为靠近尖端的数毫米,应将尖端处紧贴牙面,工作端放入 2 mm 左右放入结石下方,调整洁治角度,一般为 45°~90°角范围,80°角为最好(图 2-8-4)。

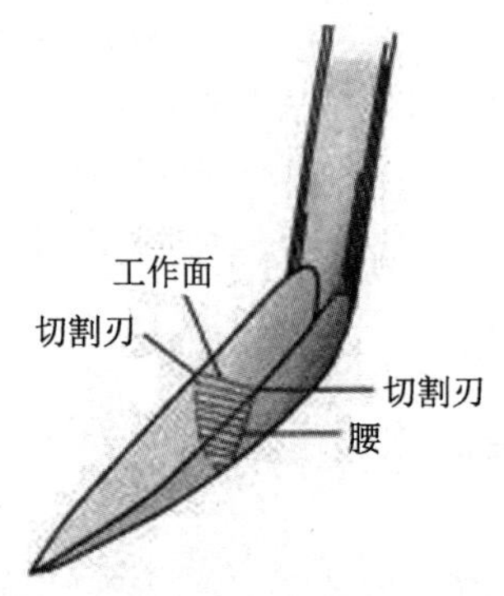

图 2-8-4　镰形洁治器的基本特征示意图

断面为三角形,两个切割刃,顶端为尖形

4.用力方法及方向　一般使用拉力向颌面方向将牙石刮下,个别部位可使用推力,如凿形器,于下前牙水平推向舌侧。其手法是用前臂—腕部转动发力运动,而不应单纯使用屈指运动力。

龈上洁治的运动方向有三个,即垂直向、水平向和斜向。垂直向提拉法最常用,也是主要采用的手法。对于围绕于牙颈部的牙结石,也常常用斜向运动或水平向。

运动提拉手法清除:龈上洁治时,刀叶的运动幅度一般控制在 1~2 mm,使直线刃的洁治器刀叶能尽量贴合于牙体外形运动,特别是在牙冠外形高点部位,能彻底地去除牙石和菌斑,而且能保证器械操作的精确性和器械的稳固性。刀叶的运动范围在前牙不应超过切缘,在后牙不应超过𬌗面,否则均属运动幅度过大,易增加器械损伤软组织,且给患者以操作粗暴的感觉。

(三)手术步骤

1.消毒　用1%碘酊或碘附进行术区的消毒,在消毒前可先用含漱液含漱 1 min,然后用干棉球擦干术区,再用消毒剂进行消毒。

2.操作器械、区域　根据牙位、牙面选择相应的器械,按照洁治区域有序进行操作,以防遗漏牙位,一般龈上洁治划分为六个区域,分别为右上后牙区、上颌前牙区、左上后牙区、右下后牙区、下颌前牙区、左下后牙区。

3.操作方法　操作过程中采用改良握笔式,找准支点,注意器械的角度,进行操作。

4.检查　用探针放入龈沟内检查根面有无残留的结石。

5.冲洗　5 mL 注射器抽取 3%生理盐水、过氧化氢交替冲洗,去除残留在龈沟内的细小的结石,起到杀菌消毒的作用。在术中操作过程中,如炎症比较严重,出血比较多,冲洗能在一定程度上使术野更加清晰。

6.抛光　用抛光刷取适量的抛光膏进行抛光,在一定程度上去除残留结石,使牙面变得光滑,不利于菌斑的附着。

7.脱敏　对于一些重症的牙周患者,根部暴露过多,比较敏感,进行脱敏治疗。

(三)术后的临床护理

术后吃一些清淡的食物,尽量不饮酒抽烟。嘱患者保持口腔清洁,可用氯己定溶液漱口,每日 3 次,一周后复诊,半年到一年进行检查。

【实训报告与评分】

1.评定学生对龈上洁治的操作情况。

2.评定学生对洁治过程中支点的掌握。

【评分标准】

考核项目及评分标准见表 2-8-1。

表 2-8-1　考核项目及评分标准

序号	考核内容	考核要点	分值	评分标准	得分
1	体位	器械的选择	25	错误扣除此分	
2	改良握笔法握持器械	支点	25	错误扣除此分	
3	牙石清干净程度	用力方式及方向	25	错误扣除此分	
4	器械的放入角度及工作角度	有无损伤牙龈	25	错误扣除此分	
合计			100	得分合计	

六、注意事项

1.严格掌握适应证和禁忌证。

(1)龈上洁治术适应证。本方法适用于一般牙龈炎。牙周病一般在洁治的基础上再做其他治疗。

1)牙龈炎,牙周炎:洁治术是牙龈炎的主要治疗方法,也是牙周炎基础治疗的第一步。

2)预防性洁治:牙周治疗的患者,在维护期内除了进行持之以恒的自我菌斑控制,定期 6 个月~1 年洁治是维持牙周健康、预防性龈炎和牙周炎发生或复发的重要措施。

3)口腔内其他治疗前的准备:如修复缺失牙,在取印模前先做洁治术,以除去基牙及余牙的龈上牙石,使印模更准确,义齿更为合适。口腔内一些手术如肿瘤切除颌骨切除术等,在术前均需要先做洁治术,以保证手术区周围的清洁,消除感染隐患。正畸治疗前和期间也应做洁治术,消除原有的牙龈炎,并预防正畸过程中发生龈炎。

(2)龈上洁治术的禁忌证。

1)患有血液性、急性传染性疾病的患者一般不建议;

2)患有严重糖尿病的患者,一般术前术后需要服用一些消炎类药物。

2.使用器械要有稳固的支点,以防伤及邻近组织。

3.要求学生在练习时要树立"爱伤观念"。

4.操作时,采用正确体位,掌握口内口外支点的使用情况。

七、要点提示

洁治时层层刮削结石是临床操作过程中常会出现的情况,造成这一现象的原因是洁治器械的工作尖端放置的位置错误,未能采用正确的除石动作,通过"破发力"把牙石整块清除干净,在操作过程中应注意。

八、知识问答

1.正确识别及选择不同种类龈上洁治术的器械。

2.简述不同区域牙齿洁治的体位和方法。

(康婉露)

实训九　橡皮障隔离术

一、实训目标

1.掌握　橡皮障隔离技术。

2.熟悉　橡皮障隔离术所需的器械和用品。

3.了解　橡皮障隔离技术的原理、所需器械及优点。

二、实训用品

仿真头模、全口牙列模型、橡皮布(12.5 cm×12.5 cm 和 15 cm×15 cm 两种)(图 2-9-1)、打孔器(图 2-9-2)、橡皮障夹(分为前牙、左右前磨牙和左右磨牙用的五种)(图 2-9-3)、橡皮障夹钳(图 2-9-4)、橡皮障支架(图 2-9-5)、排龈线(图 2-9-6)、打孔模板(图 2-9-7)、

尺子、剪刀、牙线、润滑剂、一次性口腔器械盒。

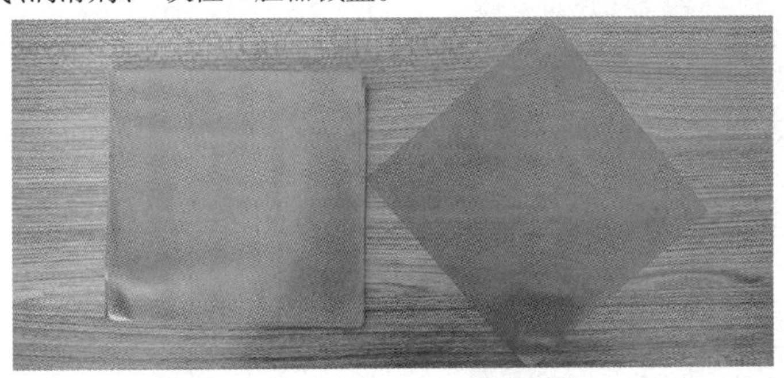

图 2-9-1　橡皮布

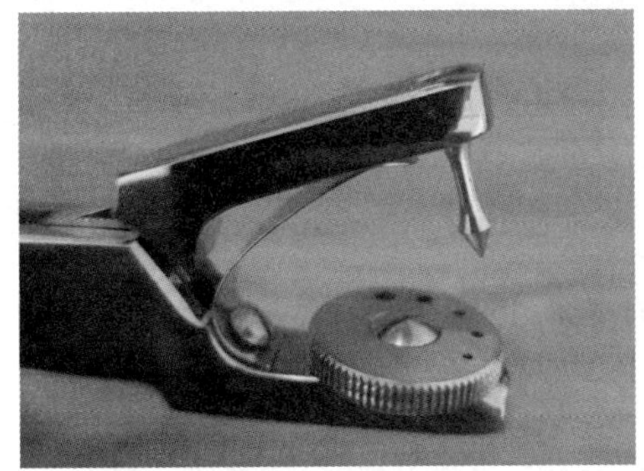

图 2-9-2　打孔器

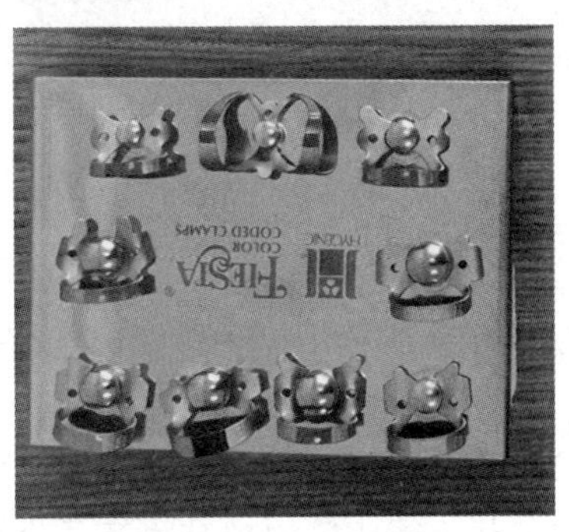

图 2-9-3　橡皮障夹

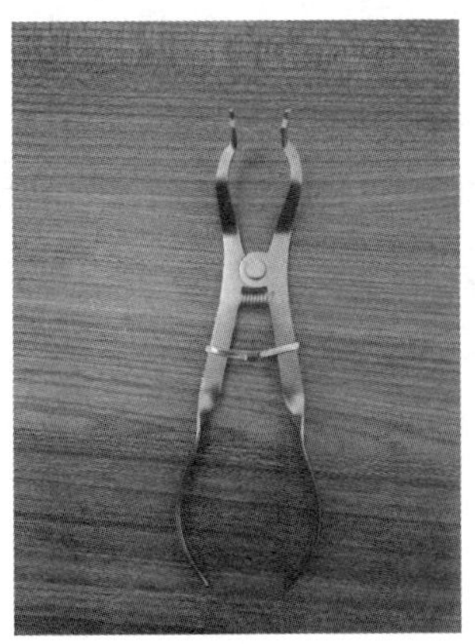

图 2-9-4　A 和 B 橡皮障夹钳

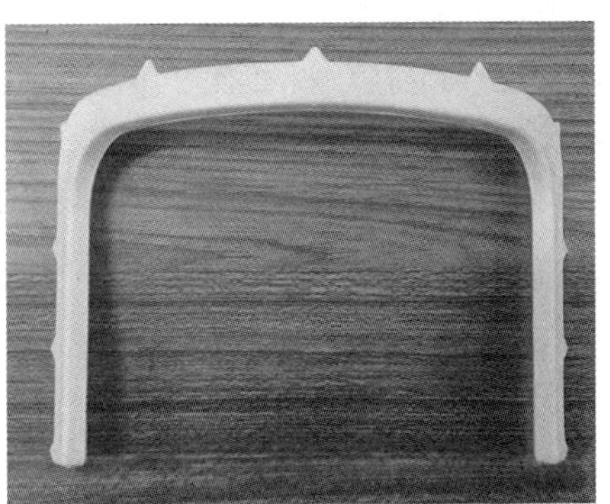

图 2-9-5　橡皮障支架

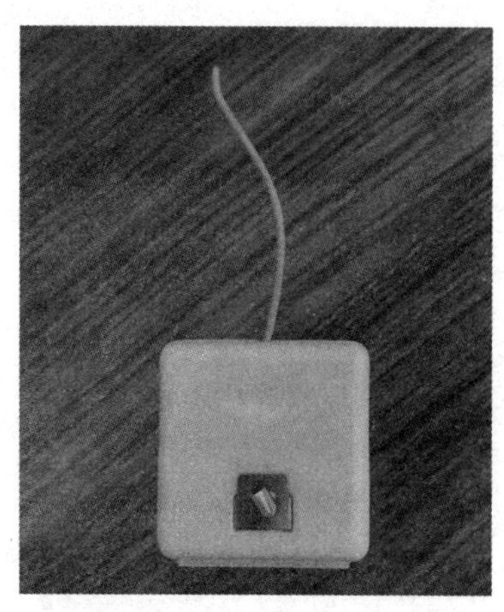

图 2-9-6 排龈线

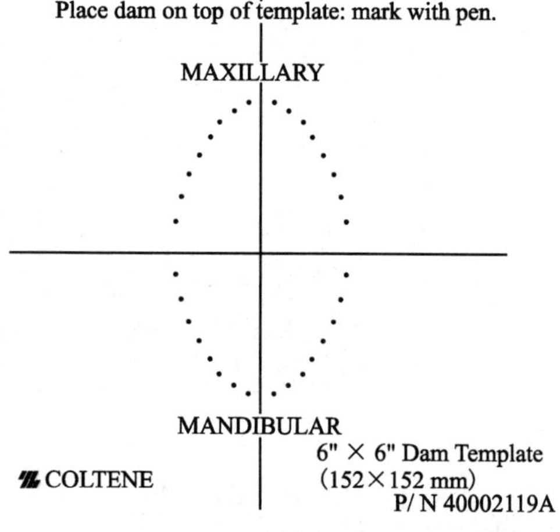

图 2-9-7 打孔模板

三、模拟场景

教师在仿真头模上做橡皮障隔离术的示教。

四、学习方法

1.学习认识橡皮障隔离技术需用器械。

2.学生完成橡皮障隔离技术的操作并了解其优点。

3.橡皮障隔离术原理：利用橡皮布的弹性打孔后套在牙颈部作为屏障，使接受治疗的牙冠与口腔隔离的一种方法。

4.皮障隔离技术具有唾液、血液和其他组织液污染的操作空间；保护牙龈、舌及口腔黏膜软组织，避免手术过程中受到意外损伤；防止患者吸入或吞入器械、牙碎片、药物或冲洗液；保持术者视野清楚，提高工作效率；防止医源性交叉感染等优点。

五、操作步骤及评分

【操作步骤】

（一）术前准备

（1）检查手术器械。

（2）术者常规洗手、戴手套。

（3）检查手术器械齐备并严格消毒。

（二）手术步骤

1.选择橡皮布　布的大小能完全盖住口上缘，不要盖住鼻孔，下缘达颏下部。

2.打孔　根据所需隔离的牙确定打孔的位置。首先标出垂直中线和水平线，将橡皮障分为四个象限,列出常规上下颌牙弓位,确定患牙所在位置并做好记号,留出足够边缘。打孔要求边缘整齐,大小合适。打孔根据所需隔离的牙位,也可利用打孔模板,在橡皮布上标记打孔的位置进行打孔。

(1)打孔的范围:上颌牙约在橡皮布上缘以下 2.5 cm,由正中按牙位向下向外略成弧形。下颌牙约在橡皮布下缘以上 5 cm,由正中按牙位向下向外略成弧形。

(2)打孔的大小:打孔器工作端转盘上的孔直径由 0.5~2 mm 不等,应按牙齿大小选择打孔的大小。

(3)孔间距离:取决于牙间隙的变窄,一般间隔约 2~3 mm 为宜。

(4)打孔的数目:按牙位、治疗的牙数和龋坏的部位决定打孔的数目。如治疗咬合面洞打一个孔;治疗Ⅱ类洞或两个患牙要打 2~3 个孔;治疗两个以上患牙,则要比治疗牙数多打 1~2 个孔;前牙易滑脱,有时治疗一个牙需打 3 个孔。

3.涂润滑剂　橡皮布对着牙齿的一面,在其打孔区周围涂上一层润滑剂,同时在患者的口角处也涂上润滑剂。

4.安装橡皮障　双手撑开橡皮布,按打孔部位套入牙齿并推向牙颈部,邻面不易滑入时,或用牙线帮助橡皮布通过接触点;若有两个以上的牙和孔,应从远中向近中一一套入。然后选择合适的橡皮障夹,并用橡皮障夹钳将橡皮障夹固定到牙颈部(图 2-9-8)。注意不要伤及牙龈,应将夹的体部远离术区。最后用橡皮障支架将橡皮布游离部分在口外撑开即可。

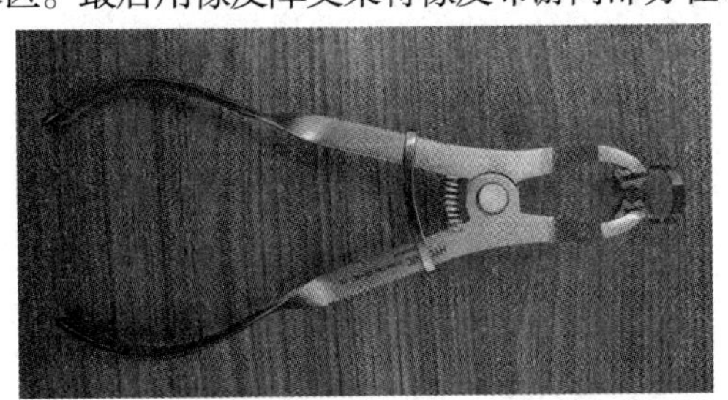

图 2-9-8　橡皮障夹钳夹/橡皮障夹

5.拆卸橡皮障　治疗完毕后,如果是单个牙齿,则先用橡皮障夹钳取下橡皮障夹,然后将橡皮障支架和橡皮布一并取出即可。如果是多个牙齿或邻面洞,则需用剪刀剪除牙间的橡皮布,再除去橡皮障夹,将支架和橡皮布一并取出。

放置橡皮障根据不同的橡皮障夹或橡皮布打孔方法,可分别采取翼法、橡皮布优先法、弓法、橡皮障夹优先法等橡皮障放置方法。翼法是在口内操作时间最短的方法,最适合只暴露一颗患牙的治疗,因此是必须熟练掌握的橡皮障放置方法。

(1)翼法:常用于单颗牙隔离。

1)将有翼橡皮障夹的翼部套入已打好孔的橡皮布,露出橡皮障夹体部。

2)用橡皮障夹钳撑开橡皮障夹,连同橡皮布一起夹在牙颈部,夹的弓部位于牙的远中。

3)用水门汀充填器的扁铲端或手指将翼上方的橡皮布推至翼下牙颈部,暴露翼部。

(2)橡皮布优先法:常用于多颗牙的隔离。

1)双手撑开已打好孔的橡皮布,按打孔部位套入牙齿并推向牙颈部,邻面不易滑入时,可用牙线帮助橡皮布通过接触点;若有两个以上的牙和孔,应逐一从远中向近中套入。

2)选择合适的橡皮障夹,并用橡皮障夹钳将橡皮障夹固定到牙颈部。隔离单颗牙时,橡皮障夹的弓部必须放置在远中。

以上两种放置方法虽然不同,但橡皮障夹的喙与牙颈部都必须保持 4 点接触,以保证橡皮布固位稳定。对于橡皮布不能顺利进入邻面接触点下方的患牙,可利用牙线双折在舌侧形成环状将橡皮布压入接触区,再从颊侧抽出牙线,防止橡皮布移位。橡皮障夹就位后,用橡皮障支架将橡皮布游离部分在口外撑开;"U"形支架的开口端朝鼻孔方向,支架的凹部朝向面部,其弧度与颏部一致;橡皮布固定于支架的小钉突(或三角突起)上。

橡皮障放置后,需要调整橡皮布在口外支架上的位置,使其张力适当,不发生移位,且完全覆盖口腔,上缘不能阻挡鼻孔,下缘达颏下部。

(三)术后的临床护理

用绷带和棉卷轻压术区以减少组织肿胀和瘀血。术后疼痛一般较轻,可服用止痛药物如吲哚美辛(消炎痛)、阿司匹林等。嘱患者保持口腔清洁,可用氯己定溶液漱口,每日 3 次。一般在术后 5~7 天复诊。

【实训报告与评分】

考核项目及评分标准见表 2-9-1。

表 2-9-1 考核项目及评分标准

序号	考核内容	考核要点	分值	评分标准	得分
1	器械认识	认识橡皮障隔离技术所使用的器械	10	器械认错则扣除相应分数	
2	器械的正确使用	橡皮障隔离技术所使用器械的作用与正确使用	20	器械使用错误扣除相应分值	
3	打孔	打孔的方法与位置	20	打孔方法或位置错误扣除相应分数	
4	安装橡皮障	正确的橡皮障安装方法	25	安装错误或安装顺序不对扣除相应分数	
5	橡皮障拆卸	橡皮障拆卸时的正确拆卸方法	25	拆卸方法错误则扣除相应分值	
合计			100	得分合计	

六、注意事项

1.橡皮障夹就位时需要反复确认需要治疗的牙位,治疗操作前必须再次确认,防止牙位错误。

2.注意保护牙龈和黏膜,避免软组织损伤。

3.橡皮布应紧紧包裹牙颈部,无破损或渗漏。可以使用窝洞暂封剂或橡皮障封闭剂封闭潜在的间隙,也可以在牙颈部用牙线结扎以利于保持橡皮布在牙颈部收紧。

4.对于全身情况较差或有精神疾患的患者,需要随时观察全身情况的变化和患者的反应,因此不推荐安放橡皮障。

5.严格掌握根尖周手术的适应证和禁忌证。

(1)橡皮障隔离技术适应证:需对牙体牙髓进行治疗的患牙。

(2)橡皮障隔离技术的禁忌证:过于松动的患牙;全身情况较差或有精神疾患的患者。

6.使用器械要有稳固的支点,并且要仔细观察,以防磨除过多或损伤邻近组织。

7.要求学生实训时,操作中树立"爱伤观点"。

8.操作时,自始至终采用正确体位,用口镜反光和反射术野的情况。

七、要点提示

1.阻挡软组织,降低舌体损伤。橡皮障布具有一定的张力,会对舌体起到固定的作用,不会对舌体造成太大不适,可以在治疗操作过程中有效避免对舌体产生干扰,降低患者舌体损伤的风险,也可以控开颊侧软组织,给医生提供更大的操作空间。

2.防止术区感染,保护患者安全。在口腔治疗中,有时医生需要使用一些具有刺激性的液体,使用橡皮障后,这些液体将直接被吸引器吸掉,不会刺激口腔黏膜,产生不适的感觉,可以常有效地隔离牙体,降低治疗区被感染或污染的风险。

3.防止器械误吸,避免意外。种植螺丝刀、根管扩大针、修复体等意外吞食事件在口腔治疗中时常发生,而有了橡皮障的阻挡,就不用担心治疗器械掉入食道或呼吸道,牙钻也不会损伤到牙龈和舌头。

4.保证了口腔治疗的清晰度,缩短治疗时间。橡皮障隔离后能遮挡住不必要外露的口腔环境,干扰因素也就少了,而且橡皮障隔离后,患者无须起身漱口,缩短了治疗时间。

八、知识问答

1.简述橡皮障隔离技术的要点和所需用品。

2.临床上如何应用橡皮障隔离技术?

(陈昊)

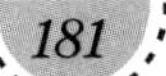

参考文献

[1]顾长明,杨家瑞.口腔内科学[M].3 版.北京:人民卫生出版社,2015.

[2]樊明文.牙体牙髓病学[M].4 版.北京:人民卫生出版社,2012.

[3]周学东.牙体牙髓病学[M].5 版.北京:人民卫生出版社,2020.

[4]孟焕新.牙周病学[M].5 版.北京:人民卫生出版社,2020.

[3]陈谦明.口腔黏膜病学[M].5 版.北京:人民卫生出版社,2020.